DE LA GRAVITÉ

DES

LÉSIONS TRAUMATIQUES

ET DES

OPÉRATIONS CHIRURGICALES

CHEZ LES ALCOOLIQUES

COMMUNICATIONS A L'ACADÉMIE DE MÉDECINE

PAR MM.

VERNEUIL, HARDY, GUBLER, GOSSELIN, BÉHIER
RICHET, CHAUFFARD et GIRALDÈS

PARIS

J.-B. BAILLIÈRE ET FILS

LIBRAIRES DE L'ACADEMIE DE MÉDECINE

rue Hautefeuille, 19, près du boulevard Saint-Germain

1871

DE LA GRAVITÉ

DES

LÉSIONS TRAUMATIQUES

ET DES

OPÉRATIONS CHIRURGICALES

CHEZ LES ALCOOLIQUES

Publications de l'Académie de médecine.

BULLETIN DE L'ACADÉMIE DE MÉDECINE, publié sous la direction de MM. F. Dubois et J. Béclard, paraissant régulièrement tous les quinze jours, depuis le 15 octobre 1836, par cahiers de 48 pages in-8. Prix de l'abonnement par année : pour la France, 15 fr.; pour l'étranger, 18 fr. 50.

MÉMOIRES DE L'ACADÉMIE DE MÉDECINE, T. 1er, 1828.—T. 2e, 1832.—T. 3e, 1833.—T. 4e, 1834.—T. 5e, 1836.—T. 6e, 1837. —T. 7e, 1838.—T. 8e, 1840.—T. 9e, 1841.—T. 10e, 1843.—T. 11e, 1845.—T. 12e, 1846.—T. 13e, 1847.—T. 14e, 1849.—T. 15e, 1850.—T. 16e, 1851.—T. 17e, 1853.—T. 18e, 1854.—T. 19e, 1855.—T. 20e, 1856.—T. 21e, 1857,—T. 22e, 1858.—T. 23e, 1859.—T. 24e, 1860.—T. 25e, 1861.—T. 26e, 1863-64.—T. 27e, 1865-66.—T. 28e, 1867-1868.—T. 29e, 1870-1871.—29 vol. in-4, avec planches.

—Prix réduit de la collection, 320 fr. Chaque volume, séparé, 20 fr.

HISTOIRE DES MEMBRES DE L'ACADÉMIE DE MÉDECINE, ou Recueil des Éloges lus dans les séances publiques, par E. Pariset, secrétaire perpétuel de l'Académie de médecine. *Édition complète*, précédée de l'Éloge de Pariset, publiée sous les auspices de l'Académie, par F. Dubois, secrétaire perpétuel de l'Académie. Paris, 1850, 2 vol. grand in-18. 7 fr.

Cet ouvrage comprend : Discours d'ouverture de l'Académie de médecine. — Éloges de Corvisart.— Cadet de Gassicourt. — Berthollet. — Pinel,— Beauchêne, — Bourru. — Percy, — Vauquelin. — G. Cuvier, — Portal, — Chaussier, — Dupuytren, — Scarpa, — Desgenettes, — Laennec, — Tessier, — Huzard, — Marc, —Lodibert,—Bourdois de la Motte,— Esquirol,—Larrey,— Chevreul.— Lerminier, — A. Dubois,— Alibert,— Robiquet,—Double,— Et. Geoffroy Saint-Hilaire,— Ollivier (d'Angers). — Breschet, — Lisfranc, — A. Paré, — Broussais, — Bichat.

DE LA FIÈVRE PUERPÉRALE. De sa nature et de son traitement, Communications à l'Académie de médecine, par MM. Guérard. Depaul, Beau, Piorry, Hervez de Chégoin, Trousseau, Paul Dubois, Cruveilhier, Danyau, Cazeaux, Bouillaud, Velpeau, J. Guérin; précédé de l'indication bibliographique des écrits publiés sur la fièvre puerpérale. Paris, 1858, in-8. 6 fr.

RAPPORTS ET INSTRUCTIONS de l'Académie de médecine SUR LE CHOLÉRA-MORBUS, suivis de conseils aux administrateurs, aux médecins et aux citoyens, *publiés par ordre du gouvernement*. Paris, 1831-1832. 2 parties in-8. 4 fr.

HISTOIRE ACADÉMIQUE du magnétisme animal, accompagnée de notes et de remarques critiques sur toutes les observations et expériences faites jusqu'à ce jour, par MM. Frédéric Dubois et Burdin. Paris, 1841, in-8. 8 fr.

RAPPORT A L'ACADÉMIE DE MÉDECINE SUR LA PESTE ET LES QUARANTAINES, fait au nom d'une commission, par le docteur Prus, accompagné de pièces et documents, et suivi de la discussion au sein de l'Académie. Paris, 1846, 1 vol. in-8 de 1050 pag. 4 fr.

DES PLAIES D'ARMES A FEU, Communications à l'Académie de médecine, par MM. Baudens, Roux, Malgaigne, Amussat. Blandin, Piorry, Velpeau, Huguier, Jobert (de Lamballe), Bégin, Rochoux, A. Devergie. Paris, 1849, in-8. 3 fr. 50

DE LA SYPHILIS VACCINALE. Communications à l'Académie de médecine, par MM. Depaul, Ricord, Blot, Jules Guérin, Trousseau, Devergie, Briquet, Gibert, Bouvier, Bousquet, suivies de mémoires sur la transmission de la syphilis et la vaccination animale, par MM. A. Viennois (de Lyon), Pellizzari (de Florence), Palasciano (de Naples), Philipeaux (de Lyon) et Auzias-Turenne. Paris, 1865, 1 vol. in-8 de 390 pages. 6 fr.

Paris. — Imprimerie de E. MARTINET, rue Mignon, 2.

DE LA GRAVITÉ

DES

LÉSIONS TRAUMATIQUES

ET DES

OPÉRATIONS CHIRURGICALES

CHEZ LES ALCOOLIQUES

COMMUNICATIONS A L'ACADÉMIE DE MÉDECINE

PAR MM.

VERNEUIL, HARDY, GUBLER, GOSSELIN, BÉHIER
RICHET, CHAUFFARD et GIRALDÈS

PARIS
J.-B. BAILLIÈRE ET FILS
LIBRAIRES DE L'ACADEMIE DE MÉDECINE
rue Hautefeuille, 19, près du boulevard Saint-Germain
1871

EXTRAIT DU BULLETIN L'ACADÉMIE DE MÉDECINE

Tomes XXXV-XXXVI. — 1870-1871.

DE LA GRAVITÉ

DES

LÉSIONS TRAUMATIQUES

ET DES

OPÉRATIONS CHIRURGICALES

CHEZ LES ALCOOLIQUES

I. — Communication de M. Verneuil.

Séance du 13 décembre 1870.

Il y a quelques semaines, je proposais à l'Académie la reprise d'une discussion interrompue sur la pyohémie (1). La triste perspective de combats meurtriers en faisait une question d'actualité.

Il fut répondu que, dans la disposition présente des esprits, il était impossible d'aborder un sujet si vaste, si controversé, si difficile.

Depuis cette époque, vous avez, sans oublier vos angoisses patriotiques, recouvré un calme apparent et poursuivi, sinon avec ardeur, au moins avec sang-froid, le cours accoutumé de vos travaux ; j'ai donc pensé que vous accorderiez votre attention à une question tout aussi importante, tout aussi actuelle que celle dont vous avez décidé l'ajournement, mais beaucoup plus circonscrite et n'exigeant ni lectures nombreuses, ni expérimentations nouvelles, ni travail minutieux de critique. A l'observation clinique revient surtout la

(1) *Bulletin de l'Académie de médecine*. Paris, 1870, t. XXXV. — Voyez *Discussion sur l'infection purulente* (*Bull. de l'Acad. de médec.*, Paris, 1869, t. XXXIV, p. 314 et 360).

tâche de résoudre les problèmes que je vais vous soumettre. Vous y parviendrez sans peine en interrogeant vos souvenirs et en considérant de plus près des faits trop communs pour vous avoir échappé, mais sur lesquels votre attention ne s'est point sans doute assez appesantie.

Je formule d'abord la proposition fondamentale de cette note. *Le pronostic des lésions traumatiques présente, toutes choses égales d'ailleurs, une gravité exceptionnelle chez les sujets entachés d'alcoolisme chronique.*

Si la proposition est démontrée, nous aurons à rechercher d'abord les causes de cette gravité, puis les moyens de l'atténuer autant que possible.

Ce qui est vrai des blessures accidentelles, l'est tout autant des opérations chirurgicales. Nous aurons donc à voir encore :

1° Jusqu'à quel point la notion acquise peut influencer les indications et contre-indications opératoires ;

2° Jusqu'à quel point les opérations pratiquées chez les alcooliques peuvent prendre place dans les statistiques générales destinées à juger la valeur relative et absolue des procédés et méthodes opératoires.

Je vous ai annoncé un sujet circonscrit, et voici que je trace un programme étendu. Mon but étant de signaler l'importance de la question, j'ai dû en montrer les faces diverses ; il dépendra de vous de la restreindre ou de l'embrasser dans son entier.

L'actualité n'est point douteuse, puisque parmi les faits que je vais prendre comme texte à commentaires, deux sont relatifs à des blessures par armes de guerre et ont été observés dans ces derniers temps.

Développons d'abord la proposition fondamentale.

Depuis une vingtaine d'années, d'admirables recherches ont été entreprises sur l'alcoolisme, fléau redoutable de notre époque, endémie de jour en jour plus envahissante, qui, pour frapper sporadiquement les sociétés modernes, soi-disant civilisées, ne les décime pas moins que les épidémies les plus meurtrières.

Les hygiénistes et les médecins, aussi bien comme moralistes ou philosophes que comme savants, ont insisté et insistent sans cesse sur les ravages toujours croissants de l'alcool et de ses composés. Ils ont décrit toute une pathologie spéciale que la nature, malgré sa funeste fécondité, n'aurait jamais créée et que l'homme seul a eu la folie de s'imposer.

Ils ont montré que, à la manière des agents toxiques les plus nuisibles et les plus tenaces, l'alcool altérait à la longue tous les éléments anatomiques, tous les tissus, et modifiait toutes les propriétés organiques; que cette ruine pouvait s'accomplir silencieusement, sournoisement, de sorte qu'un beau jour, l'édifice miné molécule à molécule, s'effondrait sous l'effort de la moindre cause occasionnelle. Ils ont prouvé que l'alcoolisme devait être rangé parmi les états constitutionnels, à côté de la syphilis, de la scrofule, de l'arthritisme, etc., et que, plus grave encore que ces maladies générales, il place l'organisme dans une situation des plus précaires et sous l'imminence d'accidents trop souvent mortels.

Ils sont allés plus loin encore en indiquant, sans y insister il est vrai, que la moindre lésion traumatique pouvait acquérir chez l'ivrogne une gravité exceptionnelle.

La séparation si malheureuse de la pathologie en deux sections, médicale et chirurgicale, ne permettait pas à nos confrères, médecins proprement dits, d'en dire davantage. Mais on ne peut leur reprocher une lacune dont la responsabilité retombe de tout son poids sur les chirurgiens.

Ceux-ci, il faut bien l'avouer, sont restés muets; par indifférence ou par toute autre cause, ils n'ont pas pris part à ces études et, si l'on arguait de leur silence, on pourrait croire que l'intoxication alcoolique et les lésions traumatiques, alors qu'elles coexistent, ne s'influencent nullement.

Quelques observations éparses dans les recueils périodiques font bien allusion à cette influence, mais les livres classiques, qui devraient, à défaut de descriptions complètes, mentionner au moins les points nouveaux de la science, ne renferment à peu près rien.

Le seul côté entrevu est relatif au délire qui éclate parfois chez les blessés et les opérés. On sait que Dupuytren l'a décrit sous le nom de *délire traumatique*, mais qu'il en a méconnu tout à fait la nature. Léveillé a été plus perspicace, ainsi que Robert; mais tout ce bagage est bien léger, et d'ailleurs fort incomplet. Si les chirurgiens avaient, en réalité, voulu s'occuper de la question, ils l'auraient étudiée à deux points de vue :

Ils auraient recherché comment les lésions traumatiques agissent sur la constitution générale des ivrognes, et réciproquement, quelles modifications l'état antérieur d'alcoolisme apporte à la série des phénomènes réparateurs ou destructeurs dont les blessures deviennent inévitablement le siége, pour s'acheminer vers la guérison ou pour entraîner la mort.

Ce rapport réciproque me préoccupe depuis plusieurs années. En 1867, dans une communication faite au Congrès de Paris, j'en parlais incidemment, car j'avais déjà constaté bien souvent l'issue fatale des blessures et opérations chez les ivrognes, qui se rencontrent en si grand nombre dans nos services de chirurgie.

Depuis cette époque, mon attention, constamment éveillée, a recueilli d'autres preuves, et mes convictions se sont affermies.

Certes, je tiens le plus grand compte des conditions d'insalubrité si évidentes du milieu nosocomial, je déplore l'encombrement et la dissémination des germes morbides, mais conjointement et parallèlement à ces causes d'insuccès et d'accidents, je place sans hésiter l'état organique déplorable qu'engendre l'abus de l'alcool chez nos clients habituels de l'hôpital.

C'est pourquoi j'affirme hautement qu'un bon nombre de nos revers doit être attribué à cette cause, dont la fréquence extrême, si elle est soupçonnée, n'est à coup sûr point exprimée en des termes assez énergiques. Et notez-le bien : ce n'est pas seulement dans les cas de cachexie alcoolique, d'ivrognerie avérée et invétérée que ces résultats lamentables s'observent. On voit tous les jours, chez des hommes de quarante à soixante ans, à forte constitution, à charpente athlétique, à santé inébranlable, suivant leur dire, durs à la fatigue, ardents au travail comme au plaisir, on voit, dis-je, les moindres blessures devenir, en dépit de la thérapeutique la plus rationnelle, le point de départ d'accidents graves que rien ne peut entraver : lymphangite, phlegmon diffus superficiel ou profond, érysipèle de mauvaise nature, sphacèle envahissant, hémorrhagies consécutives ; le tout accompagné de fièvre intense, de septicémie rapide, de délire furieux, puis à l'intérieur de congestions et de phlegmasies viscérales à marche foudroyante.

Si chez ces mêmes sujets la lésion primitive présente une grande étendue ou des désordres profonds, comme dans les contusions violentes, l'écrasement des membres, les fractures compliquées, etc., la mort peut survenir en quelques heures, deux ou trois jours au plus, sans qu'on ait pu constater le développement de ces accidents locaux énumérés plus haut. A l'autopsie, on ne trouve souvent dans les viscères aucun désordre de date récente, mais seulement les lésions anciennes imputables à l'alcoolisme, c'est-à-dire l'épaississement des méninges, l'induration cérébrale, la teinte ardoisée de l'estomac , les dégénérescences granuleuse ou graisseuse du foie ou des reins, etc.

Cet état antérieur des viscères réagit non-seulement sur les plaies ouvertes, mais encore sur des affections chirurgicales dans lesquelles les dégâts traumatiques sont très-peu prononcés et les sacrifices opératoires fort restreints.

J'ai traité, dès leur début, deux cas de pustule maligne, très-circonscrite, siégeant à la main et à l'avant-bras ; j'employai la cautérisation avec vigueur de façon à détruire sûrement le foyer virulent. Le mal ne fut point arrêté, un gonflement énorme s'empara rapidement du membre tout entier, de nouvelles eschares se formèrent, le délire furieux s'alluma, et la mort termina la scène en quarante-huit heures environ. Dans les deux cas, les sujets employés à l'abattoir Rochechouart étaient d'une vigueur exceptionnelle, âgés de quarante à cinquante ans, mais buveurs émérites.

L'étranglement herniaire, lésion purement mécanique en apparence, est difficilement curable chez les ivrognes. La kélotomie, si efficace chez les sujets ordinaires lorsqu'elle est pratiquée en temps opportun, ne réussit presque jamais chez eux. La levée de l'étranglement n'arrête ni ne prévient la péritonite, et les malades succombent bientôt après dans l'agitation ou dans la prostration.

Enfin, est-il besoin de rappeler que les fractures simples, les plus bénignes en apparence et portant sur le péroné, la rotule, la clavicule, comme j'en ai vu des exemples, provoquent parfois chez ces malheureux une attaque de *delirium tremens* qui les enlève en deux ou trois jours. Certainement, vous avez tous vu des cas semblables, et vous devez vous étonner avec moi qu'ils n'aient encore été l'objet d'aucun travail d'ensemble.

Ce travail existe pourtant, mais seulement depuis une année à peine. Mon élève et ami le docteur Péronne a, sur mes instances, choisi pour sujet de thèse : *L'alcoolisme dans ses rapports avec le traumatisme*. Cette œuvre est magistrale et par le fond et par la forme. C'est une monographie remarquable que j'ai présentée naguère à l'Académie. La communication que j'ai l'honneur de vous faire aujourd'hui confirme et complète peut-être les données établies par M. Péronne. Je reviens sur ce sujet, parce qu'une thèse, si bien faite qu'elle soit, n'a qu'une publicité restreinte et risque d'être longtemps oubliée. C'est dans une Compagnie comme la vôtre que les grandes questions retentissent et que les grandes difficultés s'aplanissent; or, M. Péronne, comme l'instigateur de son travail, a laissé beaucoup de points indécis et, entre autres, le meilleur moyen de conjurer et de combattre les accidents si formidables de l'alcoolisme chez les blessés. Si mon appel est entendu, vous pourrez jeter sur cette question une vive lumière et faire cesser mainte incertitude.

La thèse de M. Péronne renferme plus de trente observations la plupart inédites ; quelques-unes m'appartiennent ou ont été recueillies dans mon service et sous mes yeux.

Je pourrais les reprendre, mais les cas de ce genre sont si communs, que j'ai pu sans peine et dans l'espace de quelques jours en colliger une nouvelle série.

Je vais vous en donner une analyse sommaire.

OBS. I. *Contusions et déchirures du foie, du rein et de la capsule surrénale ; hématocèle périrénale du côté droit. Mort rapide. Stéatose ancienne du foie, pneumonie à gauche.* — Un cocher de fiacre, âgé de cinquante-sept ans, est apporté à l'hôpital Lariboisière dans la nuit du 31 octobre dernier. Deux heures auparavant, dans un état d'ivresse, il est tombé de son siége sur le côté droit. A peine relevé, il se plaint d'une oppression très-vive et d'une violente douleur dans l'hypochondre droit. L'interne de garde, soupçonnant une fracture des dernières côtes, fait appliquer dix ventouses scarifiées et prescrit une potion calmante. La nuit fut très-mauvaise. Le lendemain, à la visite, le calme est à peu près rétabli. X... est robuste et jouit d'un embonpoint marqué. Son intelligence est nette ; il affirme être bien portant d'ordinaire, mais reconnaît sans difficulté son goût pour les boissons alcooliques. Le visage est très-pâle, couvert de sueur, le pouls petit, fréquent, déprimé ; l'oppression et l'anxiété sont extrêmes.

L'examen, quoique pénible, permet d'écarter l'hypothèse d'une fracture de côte. Le poumon et la plèvre de ce côté sont indemnes. La douleur, très-intense et que le moindre attouchement exaspère, siége plus bas, au niveau de l'hypochondre droit et de la région lombaire ; elle s'irradie à la moitié correspondante de l'abdomen, qui est tendu et ballonné. Soif vive, quelques nausées, point de selles. L'urine, rendue en petite quantité, n'a pas été recueillie. Je diagnostique une contusion du foie ou du rein droit, des deux peut-être, et, en raison des antécédents du sujet, je porte d'emblée un pronostic très-grave, soupçonnant bien que les viscères contus sont le siége d'altérations antérieures.

Dix nouvelles ventouses sur le flanc droit, cataplasmes sur le ventre, lavement laxatif. Boissons délayantes ; 10 centigrammes d'opium fractionnés.

La journée se passe tant bien que mal sans amélioration ni aggravation ; un peu de délire la nuit.

Le lendemain matin, 2 novembre, le ventre, plus ballonné que jamais, est indolent à gauche, très-douloureux à droite au niveau du foie et du rein. Nausées sans vomissements. Constipation, le lavement de la veille a été rendu sans matière, il ne renfermait pas de sang. Soif vive, inappétence absolue, langue sèche et couverte d'un enduit brunâtre, face vultueuse non grippée, pouls petit, très-fréquent, sans concentration. Nulle trace d'ictère.

L'examen des urines offrait un grand intérêt. La somme totale rendue en vingt-quatre heures est très-minime, à peine 300 grammes, d'une couleur orangée ; elle ne renferme ni sang, ni sucre, ni albumine. Les envies d'uriner sont très-fréquentes, et comme le malade se dit atteint d'une ancienne affection des voies urinaires et de dysurie habituelle, j'explore l'appareil. Le cathétérisme et l'exploration par le rectum ne révèlent aucun obstacle. Du reste, la vessie est vide, il y a donc diminution très-notable de la sécrétion.

D'après cet ensemble de symptômes, je m'arrête à l'idée d'une contusion rénale avec néphrite commençante et anurie. L'oppression augmentant, la poitrine est examinée à nouveau ; on ne trouve rien à droite ; mais à gauche, au niveau de la base du poumon, du souffle et du râle sous-crépitant sont perçus dans une étendue d'un décimètre carré. Il y a là un point de pneumonie, ou tout au moins de la congestion pulmonaire.

L'état général interdit toute émission sanguine, et les douleurs abdominales contre-indiquent les vomitifs. Je prescris l'huile de ricin, de nouvelles ventouses légèrement scarifiées, un large vésicatoire sur le côté gauche du thorax.

Tout reste inefficace, une selle abondante n'amène pas même de soulagement.

La mort arrive dans la nuit, cinquante heures à peine après l'accident.

Autopsie. — Intestins très-distendus. Nulle trace de péritonite. Suffusion sanguine sous-péritonéale dans la région lombaire droite. Ecchymose du mésocôlon et du côlon ascendant dans l'étendue de 7 à 8 centimètres. L'intestin n'est que contusionné.

Le rein droit est entouré de sang infiltré dans son atmosphère et formant même en arrière un véritable foyer. Ce sang, en partie fluide, en partie coagulé, est très-noir et ne renferme aucun vestige de pus. En recherchant la source de l'épanchement, on découvre à la face postérieure du rein, un peu au-dessus du hile, une déchirure transversale de 3 centimètres de longueur, de 4 à 5 millimètres de profondeur, à bords légèrement écartés, et remplie d'un caillot noir et adhérent.

Plus haut, la capsule surrénale semble perdue au milieu des caillots; ceux-ci entraînés, on constate une lésion rare et grave de cet organe. La capsule semble d'abord au moins doublée de volume. Son centre, en effet, est occupé par un caillot solide, gros comme une amande verte. En plusieurs endroits le tissu glandulaire est déchiré, un fragment de la glande est même complétement détaché et flotte au milieu de l'épanchement sanguin.

Le foie présente des lésions analogues, d'abord une longue fissure à la face inférieure, puis une déchirure plus large et plus profonde sur le bord postérieur. Enfin, à diverses distances de ce bord et dans l'épaisseur de l'organe, plusieurs foyers de contusions irréguliers et de dimensions qui varient entre quelques millimètres et 2 ou 3 centimètres. Fissure, déchirure et foyers interstitiels sont remplis de caillots très-noirs, très-adhérents, confondus à leurs limites avec le parenchyme hépatique.

Quant au foie lui-même, il est très-volumineux et offre un type accompli de la dégénérescence graisseuse, aussi les diverses coupes au niveau des foyers sanguins reproduisent exactement l'apparence que donneraient (qu'on me passe cette comparaison) des tranches de pâté de foie gras truffé.

La néphrite que j'avais admise n'existait pas, mais les deux reins présentaient à égal degré des traces non douteuses d'altérations anciennes : adhérences de la capsule fibreuse qui, de distance en distance, offre des épaississements et des taches blanches, kystes multiples disséminés à la surface et dans la profondeur, en plusieurs points, dépression atrophique de la substance corticale, un grand nombre de tubuli remplis çà et là de granulations graisseuses, etc.

Plèvre et poumon droit sains, sauf un peu de congestion de ce dernier. A gauche, congestion générale beaucoup plus intense, puis au point où nous avions soupçonné la pneumonie, ramollissement rouge passant même à son centre à l'hépatisation grise.

La cavité crânienne n'a pas été ouverte.

En résumé, contusion de viscères antérieurement altérés, et altérés évidemment par l'action de l'alcool, pneumonie intercurrente, cause très-probable de la mort.

Voici encore un exemple de mort rapide, mais cette fois la lésion traumatique atteignait exclusivement des organes externes.

Obs. II. *Fracture de l'humérus droit par coup de feu. Symptômes graves d'alcoolisme. Mort rapide sans complications locales apparentes.* — M. W..., cinquante-trois ans, de taille élevée, de constitution athlétique, est blessé au bras dans la nuit du 19 novembre, vers minuit. Il est amené à l'hôpital Lariboisière, à deux heures du matin. L'interne fait un premier pansement et fixe le membre dans une gouttière. Le blessé, qui paraissait très-fatigué, mais à peu près de sang-froid, s'endort et finit la nuit sans grande agitation.

Le 20 novembre, au matin, je constate : une large plaie à la partie externe du bras droit, au niveau de l'insertion du deltoïde; une seconde plaie moins étendue à la face interne du bras, en arrière du faisceau vasculo-nerveux, au niveau du chef interne du triceps. Les deux plaies, siégeant à peu près à la même hauteur, sont réunies par un canal direct très-large et dans lequel on pourrait passer sans peine deux doigts réunis.

L'humérus a été brisé en éclats par le projectile.

Point d'hémorrhagie notable, point de gonflement au

pourtour des plaies ni dans l'épaisseur du membre, le pouls radial persiste, aucun nerf important n'a été lésé.

Le blessé n'accuse guère de douleurs même pendant l'exploration de la plaie. Il jouit de toute son intelligence, mais semble se préoccuper médiocrement de l'accident, du moins il ne manifeste ni crainte pour le présent, ni inquiétude pour l'avenir.

Il dit avoir été frappé au moment où il rentrait paisiblement chez lui. Il ne connaît pas l'agresseur et pense avoir été frappé de loin, car ayant entendu une détonation d'arme à feu et se sentant atteint, il ne vit autour de lui aucun homme armé. Il ajoute que, quelque temps après, il a été secouru par plusieurs personnes qui l'ont conduit à l'hôpital.

Ce récit était peu vraisemblable. Tout indiquait que le coup avait été tiré de très-près avec un arme de gros calibre, car un projectile volumineux était seul capable d'avoir fait une perte de substance aussi énorme.

W... était probablement en état d'ivresse, il le nie et avoue seulement qu'il avait pris dans la soirée deux ou trois verres de bière. A son entrée à l'hôpital, il était, au dire de la sœur du service, à peu près à l'état normal.

Le blessé, comme je l'ai dit, est de constitution herculéenne.

Il s'exprime avec facilité et dans des termes choisis. Il m'apprend, qu'ancien fonctionnaire public en province, il est venu à Paris prendre un cabinet d'affaires et qu'il est fort actif et fort occupé. Sa santé est excellente et peut braver tout. Il mange peu et ne se plaint que de quelques troubles gastriques à son réveil. Malgré ces renseignements vagues, je soupçonnai fortement le blessé d'être adonné à la débauche.

Le visage en porte l'empreinte, et la parole rapide, un peu saccadée, trahit une excitation cérébrale que le médecin seul est apte à reconnaître. Le récit de l'accident est évidemment inexact. Enfin, la source principale de mon hypothèse se tire du changement de position indiqué par le blessé. Sans méconnaître les coups immérités de la fortune, il faut bien avouer que les déchéances sociales sont souvent le fait de l'inconduite. Or, l'abandon d'une profession honorée et fructueuse en province pour des opérations souvent douteuses dans la grande ville ne plaide pas d'ordinaire pour la moralité du personnage.

Bref, avec le diagnostic de l'alcoolisme très-arrêté dans mon esprit, je portai le pronostic le plus grave.

Pour n'y plus revenir, je dirai que mon accusation n'était que trop fondée. J'ai appris, en effet, par la famille de W..., qu'il était très-débauché, et qu'avec tous les éléments du bonheur matériel et moral, il menait la vie la plus déréglée, il avait déserté son domicile depuis deux jours entiers quand il a été frappé, sans doute à la suite d'une rixe, dans un quartier mal famé.

Nonobstant ces conditions, il fallait prendre un parti chirurgical. L'expectation ne promettait rien de bon. La désarticulation de l'épaule était une mesure bien radicale, puisque nerfs et vaisseaux étaient respectés. Je pris un terme moyen.

Je débarrassai le trajet des nombreuses esquilles détachées et projetées de toutes parts dans les masses musculaires et les interstices celluleux circonvoisins. J'émoussai avec la scie à chaîne et la pince de Liston les extrémités aiguës des fragments supérieur et inférieur. Un gros drain fut passé dans le trajet pour assurer l'écoulement facile des fluides. Enfin, le bras fut convenablement assujetti dans une gouttière coudée.

Pendant le cours de l'opération j'avais constaté une particularité de mauvais augure, je veux parler d'une crépitation emphysémateuse dans la gaîne des vaisseaux à plusieurs centimètres de distance de la plaie. J'expulsai ces gaz à l'aide de pressions douces et j'appliquai un bandage méthodiquement roulé sur l'avant-bras et la partie inférieure du bras.

Le chloroforme avait été administré, mais, nouvel indice d'alcoolisme (1), le sommeil ne fut obtenu qu'avec peine

(1) On a avancé, j'ignore en vérité sur quelles preuves, que les ivrognes

et après une agitation violente et prolongée. La journée se passa sans incident notable. Le blessé fut cependant tourmenté par une soif vive et quelques vomissements, mais n'accusa point de douleurs au siége de l'opération. A six heures la fièvre était vive, la température à 39 degrés. W... me demanda avec instance une préparation narcotique pour avoir du sommeil dont il était privé depuis plusieurs jours, disait-il. A neuf heures, madame W..., ayant appris l'accident survénu à son mari, vint le voir à l'hôpital. Il est probable que cette visite agita le blessé qui, assez tranquille jusqu'alors, commença bientôt à délirer et passa une très-mauvaise nuit. Il tenta à plusieurs reprises de sortir de son lit, défit son pansement et fut en proie à la plus vive agitation que n'apaisèrent ni 10 centigrammes d'extrait thébaïque, ni une potion avec 2 grammes de chloral.

Le 21, au matin, l'état général semblait meilleur. Le blessé avait la parole brève, mais ses réponses étaient claires et précises, il ne souffrait pas et la plaie n'était point enflammée. Cependant la température avait encore monté, et le pouls, faible et précipité, battait cent trente fois ; à quatre heures on ne pouvait plus le compter. La face était pâle, les extrémités froides. La mort survint à neuf heures du soir, quarante-six heures environ après l'accident, trente-cinq heures après l'opération. L'agonie de courte durée fut calme. C'est l'embarras progressif de la respiration qui termina la scène.

L'autopsie ne fut pas autorisée, elle eût, sans aucun doute, révélé des lésions viscérales anciennes. Je ne pus que constater l'habitus extérieur. Le ventre était ballonné; malgré la saison froide, la décomposition cadavérique marchait déjà avec rapidité. La plaie, du reste, n'était le siége d'aucun travail inflammatoire ni réparateur, ses bords étaient flasques et livides, et la suppuration était à peine ébauchée.

étaient réfractaires à l'anesthésie : c'est une erreur. Le chloroforme provoque seulement chez eux une excitation souvent très-violente, et dans les heures qui suivent, un malaise prononcé.

A défaut d'autopsie, les antécédents établissaient nettement l'existence de l'alcoolisme que j'ai vu déjà plusieurs fois amener la mort aussi promptement et avec le même cortége de symptômes.

Dans les deux observations qui suivent, la terminaison fut moins rapide. Les plaies devinrent le point de départ d'accidents bien connus, c'est-à-dire de phlegmons qui ne furent conjurés par aucun des moyens usités en pareil cas. L'inflammation traumatique ne sut pas se borner, elle s'étendit sans relâche, et les opérations radicales, l'amputation de la jambe et du bras employées comme dernière ressource ne firent peut-être que hâter le dénoûment.

Cette forme de mort lente ou du moins retardée est la plus commune, on l'attribue volontiers à des complications fortuites comme peuvent en offrir toutes les lésions traumatiques; mais, en réalité, c'est la constitution des sujets qui la prépare et la rend souvent inévitable.

Obs. III. *Fracture de l'astragale par coup de feu; extirpation de cet os; fusées purulentes; phlegmon profond. Amputation au tiers supérieur de la jambe; pyohémie. Mort.* — B..., quarante-cinq ans, teinturier, blessé le 17 novembre, entre à l'hôpital Lariboisière le lendemain. C'est un homme de petite taille, assez chétif, à teint blafard. Étant allé marauder près de Saint-Denis, il a reçu au pied gauche une balle, qui a traversé le tarse un peu en avant des malléoles. De la situation des orifices, je conclus que l'astragale a dû être atteint. Les tendons ont été ménagés, car le blessé, qui d'ailleurs paraît peu sensible à la douleur, exécute tous les mouvements du pied.

L'exploration avec le petit doigt permet de constater dans le trajet de nombreux fragments osseux, que je me dispose à enlever après avoir débridé les plaies d'entrée et de sortie. J'extrais en effet la tête de l'astragale en plusieurs pièces, mais m'étant aperçu chemin faisant que l'articulation tibio-tarsienne était ouverte à sa partie antérieure, je crus utile d'enlever le reste de l'os, opération qui m'a déjà donné de bons résultats. La manœuvre est assez laborieuse, mais dès qu'elle est terminée, la plaie, largement ouverte, permet au pus un écoulement facile, que j'assure d'ailleurs à l'aide de deux drains volumineux. Le membre est convenablement assujetti dans une gouttière.

Les plaies sont remplies de charpie alcoolisée, et des compresses mouillées du même liquide recouvrent le pied et la partie inférieure de la jambe.

L'opération avait été pratiquée à quatre heures du soir. La nuit fût agitée et le malade eut le délire pendant quelques heures.

Le lendemain matin, il était calme, insouciant, presque gai; il n'accuse aucune douleur, et malgré ma défense agite continuellement ses orteils pour me montrer que tout va bien. La fièvre est modérée, l'appétit conservé.

Les jours suivants se passent bien, quant à l'état général. Le sommeil seul fait défaut, en dépit de l'opium, donné à la dose de 10 centigrammes.

L'état local est moins satisfaisant. Les plaies sont blafardes, recouvertes d'un enduit grisâtre et ne se détergent pas. La suppuration est sanieuse et de mauvaise odeur, malgré le renouvellement fréquent des pansements et des injections avec l'alcool étendu et la liqueur de Labarraque.

Les gaînes tendineuses périmalléolaires se prennent, ainsi que le tissu cellulaire lâche du dos du pied. — Je pratique quelques débridements, que le malade supporte sans accuser de souffrance.

Le 23, la nuit a été mauvaise et troublée par des rêves caractéristiques. B... a vu des rats descendre du plancher et courir sur son lit. Les mains sont agitées d'un petit tremblement aussi significatif. La peau est chaude, le pouls fréquent, la température élevée. Soif vive, inappétence absolue. Au reste, toujours le même sourire un peu hébété. Nulle inquiétude sur son état, nul soupçon de la gravité du mal. Réponses brèves et monosyllabiques. Le laudanum, à la dose de 40 gouttes, administré dans du vin, produit une nuit meilleure, mais le phlegmon remonte toujours, et je suis forcé de faire, le 27, de nouvelles incisions vers la partie moyenne de la jambe, pour ouvrir une large fusée en nappe, qui sépare le soléaire des muscles de la couche profonde. Plusieurs drains sont placés de haut en bas, et transversalement, afin de pousser des injections iodées matin et soir.

Cette opération, assez longue, est supportée avec stoïcisme ou indifférence, à peine le patient se plaint.

Le 29, je constate une nouvelle fusée dans la gaîne même des vaisseaux tibiaux postérieurs. Le pied est tuméfié, ainsi que la jambe dans les deux tiers inférieurs. La suppuration est très-abondante et infecte. Le malade maigrit et prend une teinte terreuse. Je tente, comme dernière ressource, l'amputation de la jambe au lieu d'élection, avec l'aide du chloroforme, qui produit une vive agitation.

Cette nouvelle secousse ne modifie l'état général ni en bien ni en mal, et le lendemain nous retrouvons notre homme dans les mêmes conditions que la veille. Le moignon n'est point gonflé, point douloureux, cependant un frisson s'est montré la veille au soir et la nuit a été encore agitée par des rêves. Le 1er, à dix heures du matin, le malade s'éteint dans le calme le plus parfait, quarante-sept heures après l'amputation, au quinzième jour de la blessure.

Autopsie. — Foie et reins un peu pâles, mais sans lésions profondes; rate assez volumineuse, diffluente; trois abcès métastatiques dans le poumon gauche. A droite, cinq ou six abcès dans le lobe inférieur. Pleurésie exsudative interlobaire et pariétale; épanchement séro-purulent peu abondant. La cavité crânienne n'a pas été ouverte.

Point de phlébite du moignon, ni de la cuisse. Nulle ébauche de travail réparateur à la surface de la plaie.

L'examen du membre amputé nous avait montré des fusées purulentes dans tous les interstices musculaires, une infiltration de même nature des muscles péroniers et jambier postérieur; de nombreuses traces de phlébite dans les veines intra-musculaires et dans les veines tibiales antérieures et postérieures. De plus, une inflammation de l'articulation calcanéo-cuboïdienne.

Bien que l'alcoolisme soit évident, d'après l'ensemble des symptômes, les lésions viscérales n'étaient pas encore très-prononcées, aussi n'a-t-on pas observé de symptômes violents.

La pyohémie a eu le temps de se produire. Elle a été préparée par les lésions locales du membre blessé, c'est-à-dire par le phlegmon diffus profond, la suppuration des muscles et surtout les nombreux foyers de phlébite. Le nombre et l'âge des collections métastatiques pleurales et pulmonaires, l'absence d'inflammation du moignon démontrent que cette pyohémie existait déjà quand a été pratiquée la section du membre, mais elle ne s'était révélée par aucun signe pathognomonique, sans quoi je me serais certainement abstenu. Au reste, je donne ce fait comme un type de ceux où tous les efforts de la thérapeutique sont condamnés presque fatalement à l'impuissance.

Peut-être l'amputation sus-malléolaire pratiquée le premier jour eût-elle sauvé la vie, mais outre qu'une mesure aussi extrême eût enfreint tous les préceptes de la chirurgie conservatrice, rien ne prouve qu'elle eût empêché l'évolution funeste et prévenu le phlegmon et l'infection purulente, tant ces complications sont fréquentes à la suite des amputations traumatiques primitives pratiquées dans nos hôpitaux.

Obs. IV. *Fracture du condyle huméral avec plaie; phlegmon superficiel et profond; arthrite purulente. Amputation. Mort.* — M..., quarante-trois ans, doreur sur bois, entré à l'hôpital le 1er décembre, à onze heures du soir, en état d'ivresse. Deux heures auparavant, il a été renversé par une voiture et porte en plusieurs points du corps des traces de contusion, la plupart sans gravité; la seule lésion sérieuse siége au coude gauche. Là, M. Richelot, interne de service, reconnaît avec sagacité une fracture du condyle avec subluxation du coude en dedans. Une plaie de quelques millimètres à peine d'étendue se remarque à 3 centimètres environ de l'interligne articulaire, au niveau du bord externe de l'humérus. Elle fournit du sang noir en abondance; partout ailleurs, sur la périphérie de la jointure, les téguments sont indemnes.

La réduction est faite avec la plus grande facilité et sans douleurs notables. La petite plaie est obturée avec la baudruche et le collodion. Le membre, convenablement immobilisé dans la demi-flexion, est placé sur un coussin. La région blessée est couverte de compresses résolutives. En un mot, les premiers soins sont donnés avec autant d'opportunité que d'intelligence. Le lendemain matin, j'approuve le tout, et les choses étant en fort bon état, je n'entreprends pas même d'exploration nouvelle. La douleur est nulle et le gonflement modéré; l'occlusion est parfaite.

Mon attention se porte surtout vers l'état général. M... est de taille moyenne, grêle sans maigreur. La face est pâle, le pouls apyrétique. C'est un de ces ouvriers intelligents, moitié artistes, à figure énergique, à barbe longue, à œil brillant, s'exprimant avec une certaine recherche empreinte d'affectation. Chez lui, point de trace d'abrutissement, mais, au contraire, indices d'un état habituel d'exaltation.

Quiconque a observé avec quelque soin la classe ouvrière de Paris, sait que le type que je viens d'esquisser se livre malheureusement à des excès alcooliques sinon violents, au moins continus.

J'énonçai tout haut mes soupçons; M... protesta avec vivacité et dans des termes qui ne firent que les confirmer. J'appris d'ailleurs que notre blessé vivait assez mal dans son ménage; que depuis six mois il était oisif, faute d'ouvrage, et qu'il menait une vie peu régulière. Il m'avoue lui-même que depuis longtemps il digérait mal, avait perdu l'appétit et surtout le sommeil.

Ses parents ajoutèrent quelques informations. M..., jadis excellent ouvrier, quoique toujours très-excitable, avait éprouvé un vif chagrin deux années auparavant, alors il avait commencé à boire de l'absinthe en petite quantité, il est vrai; six mois de ce poison avaient suffi pour amener des vertiges et de l'affaiblissement des membres.

Ces symptômes avaient beaucoup augmenté depuis la cessation du travail.

Ces renseignements étaient déjà décisifs; le développement des accidents locaux contribua, de son côté, à me convaincre.

Dès le lendemain, en effet, le mal s'était singulièrement aggravé. La petite plaie, loin de se réunir, s'était agrandie et fournissait sous l'opercule de baudruche une suppuration séro-sanguinolente. Le coude avait gonflé; les téguments étaient d'un rouge livide et assez largement décollés. Une première eschare s'était formée au niveau de la tête du radius, une seconde au niveau de l'épitrochlée. J'incisai la première et passai un drain sous la peau décollée.

Le 4, au matin, le phlegmon avait encore progressé; la rougeur et le gonflement comprenaient les moitiés supérieure de l'avant-bras et inférieure du bras. Le pus sortait en abondance des ouvertures pratiquées; l'arthrite du coude était évidente; un stylet, introduit avec précaution, constatait la dénudation de l'épicondyle. Les injections, deux débridements superficiels, les pansements désinfectants réitérés ne purent arrêter les progrès du phlegmon, et je dus, dès le 5, songer à une action chirurgicale plus énergique.

L'état général s'aggravait simultanément. Soif presque inextinguible. Appétit nul. Constipation opiniâtre. Vomissements muqueux de temps à autre. Inquiétudes continuelles. Insomnie persistante, malgré l'opium à la dose de 10 centigrammes. La température et la fréquence du pouls étaient modérées le matin, mais le soir il y avait une recrudescence très-marquée. Le thermomètre alors dépassait 39 degrés et le pouls montait à plus de 100. M..., taciturne, stoïque, et résigné en apparence le matin, était atteint le soir d'une véritable divagation. Il se croyait perdu, accusait des douleurs insupportables, certainement imaginaires, et me suppliait d'employer le chloroforme pour l'examiner, s'offrant à le payer si le médicament était trop cher. Il se déclarait d'ailleurs préparé au sacrifice de son bras, redoutant qu'il fût déjà trop tard pour l'amputation.

Le lendemain matin, cet éréthisme avait cessé, mais laissait après lui une dépression très-considérable. L'opium étant impuissant à procurer le sommeil, j'essayai la digitale à la dose de 2 grammes de teinture: même insuccès.

Voyant enfin que le phlegmon gagnait toujours, que le pus sortait à la fois de l'articulation, de la région sous-cutanée largement décollée, et même des interstices musculaires de l'avant-bras, je me décidai à pratiquer l'amputation du bras. Il me fallait aller jusqu'au quart supérieur, dans l'épaisseur même du deltoïde, pour dépasser les limites de l'altération de la peau.

J'avais un instant songé à pratiquer la résection du coude, mais je fus arrêté par la crainte d'une suppuration prolongée et de la continuation des phénomènes inflammatoires. Le chirurgie radicale me paraît, dans ces cas, plus efficace et plus conservatrice que la chirurgie conservatrice elle-même. L'examen du membre démontra d'ailleurs que l'amputation était indispensable. En effet, tout autour de la jointure et à plusieurs centimètres de distance, tant sur le bras que sur l'avant-bras, le pus avait fusé, détruit le tissu cellu-leux, infiltré les muscles et formé plusieurs foyers sans communication avec la plaie principale. La résection eût donc été à peu près inutile.

J'amputai par le procédé à deux lambeaux, interne et externe, qui s'affrontèrent naturellement et que je réunis dans la plus grande partie de leur étendue avec quelques bandelettes de baudruche et le collodion.

L'opération, comme dans le cas précédent, n'apporta tout d'abord à l'état général ni amélioration ni aggravation sensibles. Les symptômes continuèrent et se compliquèrent d'un hoquet intermittent très-incommode, phénomène commun chez les buveurs d'absinthe et qu'on suspendit de temps à autre à l'aide de la glace, de l'opium et des boissons gazeuses. La plaie ne fut à l'extérieur le siége d'aucun travail inflammatoire, les lambeaux restèrent pâles et mous; mais, dans la profondeur, le tissu cellulaire de la gaîne des vaisseaux et des interstices musculaires devint noirâtre et putrilagineux, comme s'il était frappé de sphacèle. Un suintement sanguin apparut à la fin du troisième jour, et se renouvela plus intense le lendemain, quelques heures avant la mort. Le malade, pris d'un délire tranquille et d'un affaissement progressif, succomba sans souffrance, un peu plus de quatre jours après l'amputation.

Les faits qui précèdent représentent presque tous les types de l'évolution inexorable que je voulais mettre en lumière. Ils ont eu la même terminaison après l'emploi des méthodes variées de la thérapeutique chirurgicale. Ils se ressemblent encore en cela que les lésions initiales épargnant les organes essentiels à la vie eussent été, dans d'autres circonstances, très-susceptibles de guérison. Une blessure du pied, du coude, du bras, alors même que les os sont intéressés, ne compromet pas directement l'existence, et il nous arrive bien souvent d'en obtenir la cure. Dans ce moment même, je conduis à bien trois blessures d'armes à feu ayant le même siége et que j'ai traitées par la résection de l'humérus, du coude et des os du pied. A la vérité, les sujets sont exempts de toute tare organique.

Chez le cocher, les lésions étaient plus sérieuses, puisqu'elles atteignaient les viscères abdominaux. Mais en somme, il n'y avait que des fissures du rein, du foie et de la capsule surrénale, avec épanchement sanguin circonscrit. Le travail réparateur aurait fort bien pu s'opérer à l'abri du contact de l'air, comme la science en possède de nombreux exemples. Il n'y avait d'ailleurs au siége même de ces désordres nulle trace d'inflammation, nul vestige de suppuration, et c'est par le poumon, non atteint par la violence, que la mort paraît s'être produite.

Si dans les deux derniers cas la blessure ou les opérations pratiquées ont pu faire naître des accidents locaux capables d'entraîner la mort au bout d'un temps assez long, il n'en fut pas de même pour les deux premiers, où la terminaison fatale est survenue inopinément avec une rapidité telle que les complications ordinaires n'avaient pas encore eu le temps de se montrer. Il n'est donc pas possible de refuser à ces cas une physionomie spéciale et de nier l'existence d'un élément particulier de malignité.

Le lien commun de toutes ces issues funestes est, sans aucun doute, l'alcoolisme.

En présence de tels faits, plusieurs questions s'imposent à l'esprit. Quelle peut être la cause d'une disproportion si évidente entre la gravité des lésions primitives et la gravité de leur évolution.

Faut-il attribuer celle-ci aux lésions viscérales antérieures, à une altération suraiguë du sang, à l'adultération de ce fluide par les liquides absorbés à la surface de la plaie. Toutes ces hypothèses reposent sur des bases acceptables, mais aucune d'elles ne peut s'appliquer à la généralité des cas. Admettons que les lésions du foie, des reins, de l'estomac, des méninges, amènent la mort; comment expliquer que deux ou trois jours avant la blessure, ces lésions soient presque ignorées et compatibles avec une santé convenable en apparence. Comment expliquer qu'une fracture ou une plaie les aggrave aussi subitement.

L'absorption des matières septiques est à coup sûr fort nuisible, et lorsqu'elle s'effectue dans de grandes proportions par de larges surfaces, que les fluides sont très-délétères et quasi virulents, la mort s'explique assez bien, quelle que soit la constitution des sujets. Mais en cas de petites plaies et même de lésions sous-cutanées qui n'engendrent pas de matières putrides, on voit de temps en temps surgir chez les alcooliques des accidents tout aussi graves, tout aussi foudroyants que ceux dont nos observations nous fournissent des exemples.

J'aime donc mieux m'arrêter dans la voie des suppositions et vous laisser le soin de m'éclairer sur la pathogénie de la mort dans de telles conditions.

Une seconde question non moins pressante est celle-ci : Étant donné un blessé, comment savoir aussitôt s'il est alcoolique? Il ne faut guère compter sur ses aveux directs. Tel homme du peuple se croit sobre en absorbant quotidiennement trois ou quatre litres de vin et une demi-douzaine de verres de liqueur. S'il a une profession un peu rude, il s'imagine ne prendre qu'une quantité de boisson tout à fait raisonnable, utile même à l'entretien et à la conservation de ses forces. Dans une classe plus élevée, on cache avec plus de soins encore les habitudes d'intempérance, ou bien on vit avec ce préjugé que les boissons de bonne qualité ne sauraient être nuisibles à la santé.

Toujours est-il que c'est par surprise le plus souvent et en procédant avec tact et perspicacité qu'on soupçonne et qu'on reconnaît l'alcoolisme.

Lorsque je possédais moins d'expérience et que j'étais moins préoccupé de cette grande question de l'état organique des blessés, j'arrivais bien à reconnaître les effets de l'alcool, soit à l'apparition du délire, soit en raison des anomalies du travail réparateur, mais déjà il était bien tard, et je m'attache aujourd'hui en diagnostic à prévoir avant de constater, comme je voudrais en thérapeutique prévenir plutôt que combattre.

Par bonheur, les difficultés du diagnostic précoce ne sont pas très-grandes pour quiconque a l'esprit en éveil et s'est mis au courant de la symptomatologie de l'alcoolisme si habilement exposée par nos confrères les médecins. Mais après le diagnostic posé et le pronostic établi, le redoutable problème de la thérapeutique médicale et chirurgicale se dresse inévitablement, et c'est ici que je fais un appel direct à vos lumières, en déclarant avec humilité et regret qu'après de longues méditations j'en suis encore à la période de doute et d'incertitude.

Aux thérapeutistes, aux médecins je demanderai, un alcoolique étant blessé, ce qu'il convient de faire pour conjurer l'explosion des accidents généraux, et au cas où ceux-ci ont apparu, comment il les faudra combattre? J'ai essayé les alcooliques, l'opium à doses faibles ou fortes, le bromure de potassium, le chloral, la digitale, j'ai sauvé quelques malades ou du moins je le crois. J'en ai perdu d'autres dans des conditions identiques en apparence. Alors j'ai douté, j'ai varié les essais, j'ai employé, abandonné et repris le même agent, et aujourd'hui je n'ai plus guère de conviction ni d'assurance.

Aux chirurgiens à leur tour, je demanderai de mettre un terme à mes perplexités et de m'offrir un moyen de chasser le découragement profond dont je suis saisi.

J'ai essayé tous les pansements, j'ai tenté l'expectation vigilante avec toutes ses ressources, j'ai lutté pied à pied avec tous les accidents locaux, avec toutes les complications prévues et imprévues. En cas de fractures compliquées, j'ai fait des résections, puis des amputations, j'ai été tour à tour conservateur et radical. J'ai agi de bonne heure, puis j'ai essayé de n'opérer qu'après le premier orage traumatique, et comme après toutes ces recherches j'ai consigné beaucoup de revers et à peine quelques succès, je n'ai pu encore me poser à moi-même que des préceptes empiriques sans bases valables.

Au bout de six années pour le moins d'études consciencieuses, je ne sais pas même à l'avance par quelle voie la mort va attaquer mes blessés. L'un succombe au *delirium tremens*, l'autre à un état gastrique mal déterminé, celui-ci à la septicémie aiguë, celui-là à la pyohémie classique, un cinquième devient albuminurique, un sixième hydropique par lésion du foie, l'hémorrhagie consécutive prend aussi sa part dans les désastres, et devant tous ces ennemis je ne suis assuré que de mon impuissance presque absolue.

Il m'en coûterait peu, messieurs, de faire devant vous une aussi triste confession et de m'accuser d'impéritie, si vous pouviez m'apprendre ce que j'ignore et m'aider à réparer le mal que j'ai peut-être commis innocemment. Je serais encore heureux si vous me prouviez que j'ai assombri le tableau et que j'ai eu affaire à des séries malheureuses. Bien que la classe des ivrognes ne soit pas très-intéressante et que la mort ne soit pour un grand nombre d'entre eux que le châtiment presque mérité d'une vie inutile, sinon dangereuse à la société, nous devons comme médecins déplorer la léthalité terrible qui les frappe.

Les insuccès ordinaires de la chirurgie chez les alcooliques ont encore un grave inconvénient sur lequel j'appelle en terminant votre attention.

L'expérience isolée d'un homme, si vaste qu'on la suppose, est impuissante à faire la science. Jusqu'à l'époque encore bien éloignée peut-être où le dogme chirurgical sera définitivement fixé, il faudra s'aider de la méthode numérique, c'est-à-dire de la statistique, dont nous reconnaissons tous les importants services.

Pour juger comparativement les méthodes thérapeutiques, les procédés opératoires, la chirurgie conservatrice mise en regard de la chirurgie radicale, les résections opposées aux amputations, etc., il faudra rassembler beaucoup de faits, les classer et les compter. Mais comment faire entrer dans les statistiques dichotomiques telles qu'on les dresse aujourd'hui des faits où ni l'opportunité de l'action, ni l'excellence des méthodes, ni l'habileté des opérateurs, ni la sollicitude des aides, ne jouent le rôle principal, où tous les calculs sont déjoués par l'usage antérieur du vin blanc, de l'eau-de-vie ou de l'absinthe, où comptent à peine dans les prévisions le milieu, la blessure, mais seulement l'état organique du blessé?

Mettre en série des faits aussi spéciaux, n'est-ce pas introduire dans la méthode numérique un facteur évidemment vicieux pour arriver à des résultats certainement inexacts et trompeurs?

Il suffit, je crois, d'énoncer une proposition aussi élémentaire pour qu'à l'avenir une catégorie particulière soit instituée dans nos statistiques chirurgicales pour le cas où nos opérations, si elles ne hâtent pas parfois la mort des malades, sont le plus souvent impuissantes à les sauver, parce que ceux-ci, de leur fait même, sont presque inexorablement condamnés à mourir.

Conclusions. — 1° Les lésions traumatiques offrent une gravité exceptionnelle chez les sujets entachés d'alcoolisme.

2° La mort survient parfois avec une rapidité foudroyante, sans qu'il soit possible de la prévoir et de l'expliquer.

3° Dans d'autres cas, elle est causée, soit par des accidents généraux ayant pour origine les organes internes, soit par des accidents nés de la blessure et dus à l'absence des phénomènes réparateurs naturels.

4° La cause première de ces accidents peut être attribuée souvent, mais non toujours, à des lésions viscérales antérieures. L'altération primitive ou consécutive du sang joue sans doute un certain rôle, mais la science ne l'a pas encore nettement établi.

5° Le diagnostic de l'alcoolisme antérieur à la blessure est ordinairement assez facile; il importe beaucoup de le poser avant le développement des accidents locaux ou généraux.

6° La thérapeutique préventive ou curative est encore mal fixée, et ceci s'applique aussi bien au traitement pharmaceutique qu'au traitement chirurgical.

7° Les indications et contre-indications opératoires sont encore vagues et incertaines. Avec toutes les méthodes, on recueille plus de revers que de succès, et il en sera ainsi tant que la prophylaxie et la thérapeutique médicale ne seront pas plus avancées.

8° Les résultats obtenus par la chirurgie conservatrice ou radicale chez les sujets alcooliques doivent être mis à part dans les statistiques générales.

II. — Communication de M. Hardy.

Séance du 20 décembre 1870.

M. Hardy commence par déclarer qu'il ne veut pas suivre M. Verneuil sur le terrain chirurgical. Il désire seulement communiquer les résultats des observations qu'il a eu l'occasion de faire sur les individus alcooliques atteints de maladies internes, telles que pneumonie, érysipèle, angines, fièvres intermittentes, fièvres éruptives, variole, etc.

Dans ces maladies, les accidents alcooliques éclatent quelquefois tout d'un coup, sans que rien ait pu les faire prévoir d'avance. C'est quelquefois un délire bruyant, une agitation extrême, une insomnie invincible, le tremblement des lèvres et de la langue, en un mot les symptômes d'un véritable accès de *delirium tremens*.

Plus souvent l'intoxication est moins bien caractérisée; c'est simplement du délire survenant dans une maladie ou à l'époque d'une maladie où il ne paraît pas ordinairement, par exemple dans une pneumonie siégeant à la base et sans fièvre violente, dans un érysipèle de la face avant que l'éruption ait gagné le cuir chevelu; d'autres fois c'est un délire plus accentué qu'on ne l'observe ordinairement; dans la variole, par exemple, on peut, dès les premiers jours, constater un délire intense seulement pendant la nuit; quelquefois, enfin, la maladie alcoolique n'est manifestée que par une agitation nocturne, par quelques paroles incohérentes, et surtout par une insomnie persistante.

Chez certains malades, dès l'abord, la fâcheuse habitude de l'alcool se révèle par le tremblement des mains et des membres supérieurs, par un air d'hébétude et de tristesse du faciès, par l'injection des conjonctives, par une éruption acnéique manifeste, principalement au nez et aux pommettes, par une odeur spéciale de l'haleine, et souvent aussi par quelques papules de prurigo répandues sur le tronc, et surtout vers les parties postérieures du cou et des épaules, attestant la présence de parasites. Il y a, en un mot, cette expression de dégradation morale et sociale que les anciens avaient désignée par le mot latin *crapula*. Sans accidents particuliers, sans *delirium tremens*, sans délire partiel, cet état suffit pour imprimer à la maladie intérieure une physionomie particulière, et doit suffire au médecin pour qu'il connaisse la cause de la forme que devra revêtir cette maladie.

D'une manière générale, la maladie sera plus grave, elle sera marquée (outre les accidents spéciaux de l'alcoolisme qui peuvent manquer) par une dépression notable des forces, par une tendance à l'adynamie et par une disposition à une terminaison funeste. Le pronostic sera donc aggravé par les conditions alcooliques dans les maladies aiguës de cause interne; mais dans quelle mesure?

M. Hardy ne croit pas que ce soit dans la mesure indiquée

par M. Verneuil pour les lésions traumatiques. Déjà en 1848 M. Tardieu (1) admet que l'alcoolisme imprime une gravité extrême aux lésions traumatiques, même légères ; il établit, à l'aide de faits assez nombreux, que, chez les ivrognes, les lésions des os et des parties molles, en apparence les plus bénignes, se terminent souvent d'une manière funeste, et que, dans ce cas, sous le rapport de la responsabilité légale, la mort doit être attribuée plutôt à la condition de santé antérieure du blessé qu'à l'auteur de la blessure. Dans les observations qu'il a communiquées, M. Verneuil ne cite que des cas terminés par la mort.

C'est contre cette gravité absolue du pronostic que M. Hardy croit devoir s'élever pour ce qui regarde les maladies internes. Dans les hôpitaux, on a de fréquents exemples de pneumonies chez des ivrognes, et l'on en guérit ; de même des érysipèles, de même des varioles. Dans ces derniers mois, chargé d'un service de varioleux à l'hôpital Saint-Martin, M. Hardy a pu constater chez trois malades les signes de l'alcoolisme associés aux phénomènes propres à la fièvre éruptive, et, sur ces trois malades, deux ont guéri. Certainement la maladie est plus grave, il y a plus à craindre pour une terminaison funeste, et le seul cas d'érysipèle qui se soit terminé par la mort cette année parmi 38 malades a été observé chez un ivrogne, et s'est compliqué d'une gangrène des parties situées au-dessous de la peau malade. Il n'en est pas moins vrai qu'il existe de nombreux cas de guérison de maladies aiguës survenues chez des alcooliques.

M. Hardy ne partage pas l'opinion de M. Verneuil sur l'impuissance de la thérapeutique contre l'alcoolisme. M. Verneuil a dit que chez les alcooliques blessés rien ne lui a réussi et qu'il a constamment vu mourir ses malades. M. Tardieu fait le même aveu d'impuissance, en déclarant la gravité absolue des lésions traumatiques chez les ivrognes.

(1) Tardieu, *Observations médico-légales sur l'état d'ivresse considéré comme complication des blessures* (*Annales d'hygiène publique et de médecine légale*, Paris, 1848, t. XL, p. 390).

M. Hardy croit davantage à l'efficacité de la thérapeutique lorsqu'il s'agit de combattre une maladie interne compliquée d'accidents ébrieux. Il existe un traitement classique qui donne de bons résultats : c'est le traitement alcoolique formulé, il y a déjà trente ans, par Chomel dans les pneumonies des ivrognes. A ce moment on saignait beaucoup dans la pneumonie, et Chomel, avec son talent clinique, avait vu que les ivrognes atteints de pneumonie et auxquels on pratiquait des saignées mouraient presque certainement. Au lieu de saigner les malades, il leur donna du vin, et il obtint ainsi des succès.

Cette tradition du traitement alcoolique de la pneumonie des ivrognes s'est continuée, et la méthode s'est même élargie en s'appliquant aux autres maladies aiguës survenant dans les mêmes circonstances. On a constaté que les accidents qui dérivent de l'intoxication alcoolique se développent souvent quelques jours après le début de la maladie et non d'emblée, alors que les malades à la diète d'aliments liquides et surtout de boissons vineuses restent pendant deux, trois ou quatre jours privés de leur stimulant habituel. Il semble vraiment que, chez ces ivrognes de profession, l'alcool soit devenu en quelque sorte un aliment nécessaire, ou du moins un agent indispensable à l'exercice régulier de leurs fonctions. L'abstinence absolue est pour eux un danger aussi grand qu'un excès de quantité ; ils ne peuvent pas se passer d'alcool, et quand ils n'en prennent pas du tout, le désordre nerveux se produit, et de véritables accidents alcooliques, délire, tremblement, etc., se déclarent.

Quoi qu'il en soit de cette explication, il est un fait pratique qui s'impose, c'est le bon effet des alcooliques dans le traitement des maladies aiguës des ivrognes ; qu'il s'agisse d'une pneumonie, d'un érysipèle, d'une angine, d'une variole, l'eau vineuse assez fortement chargée, une potion de Tood, composée avec un tiers ou un quart de rhum dans une partie de thé sucré, quelquefois de l'opium, c'est là le meilleur moyen de traiter les alcooliques, et à l'aide de cette médication on obtient d'assez nombreux succès.

M. Hardy termine par les conclusions suivantes, un peu différentes de celles de M. Verneuil :

1° L'alcoolisme vient compliquer d'une manière fâcheuse certaines maladies aiguës, et particulièrement la pneumonie, l'érysipèle, la péricardite, l'endocardite, la variole, etc.

2° Dans ces circonstances, pour être grave, le pronostic n'est pas cependant nécessairement fatal.

3° L'alcool est le meilleur médicament à opposer aux maladies aiguës survenues chez les ivrognes, et, dans ces affections, l'existence de quelques accidents reconnus de nature alcoolique, ou même la connaissance d'habitudes ébrieuses, constituent une indication formelle de l'emploi de la médication alcoolique.

III. — Communication de M. Gubler.

Séance du 20 décembre 1870.

Messieurs, parmi les questions qui s'imposent aux sociétés modernes, il n'en est pas de plus grave peut-être que celle de l'alcoolisme, dont notre collègue M. Verneuil nous a dévoilé dernièrement un côté encore peu connu.

L'alcoolisme est chez l'individu un vice abject et un mal dégradant; dans la société, c'est un scandale honteux, et pour l'État comme pour la race, il devient une menace de ruine. Il ne faudra donc pas moins que le concours du médecin, du moraliste et du législateur pour opposer une digue efficace à ses effets désastreux.

Tous les efforts faits dans cette voie seront certainement accueillis et encouragés par l'Académie, et je crois que c'est un devoir pour chacun de ses membres de contribuer, dans la mesure de ses forces, à préparer la solution du problème médical.

Je n'ai pas l'intention d'exposer à vos yeux la plaie hideuse et toujours grandissante de l'alcoolisme ; je n'essayerai pas d'en mesurer avec vous les redoutables profondeurs : je veux seulement, puisque mon excellent ami M. Verneuil y convie tous ses collègues de la médecine aussi bien que de la chirurgie, apporter mon léger tribut à la thérapeutique spéciale des accidents alcooliques qui viennent traverser et aggraver les maladies aiguës et les traumatismes. Mon attention se concentrera même sur l'une de ces complications, la mieux définie, la plus fréquente de toutes, celle qui est généralement désignée sous le nom de *delirium tremens.*

Le délire des ivrognes a été l'objet des traitements les plus variés. Sous ce rapport, il n'est guère que le rhumatisme ou l'épilepsie qui puissent lui être comparés.

On a voulu l'enrayer par les éméto-cathartiques, desquels je rapproche la gratiole, qui n'a point de vertus spéciales en dehors de ses effets drastiques. On a cherché à le calmer par les délayants, les acidules, les diurétiques, les bains et les applications froides.

On a même eu recours à des émissions sanguines locales ou générales, à des révulsifs de toutes sortes : sinapismes, vésicatoires, etc. Et naturellement la médication antiphlogistique a été principalement en vigueur durant le règne de la doctrine physiologique de Broussais.

Quelques médecins emploient la digitale. D'autres, en grand nombre, ont recours aux stupéfiants, aux narcotiques et plus particulièrement aux hypnotiques proprement dits, en tête desquels il faut placer l'opium et ses dérivés; puis, à la suite, la jusquiame, le stramonium, le laurier-cerise, le camphre, la teinture de houblon.

On a aussi conseillé les antispasmodiques, tels que le succin, la valériane, le musc; et, plus souvent, d'autres stimulants diffusibles comme l'asa fœtida, l'angélique et les huiles essentielles, l'ammoniaque et ses combinaisons salines; on s'est même servi du phosphore, et par-dessus tout des alcooliques, sans parler de la serpentaire, de l'arnica, des amers, etc.

Nous allons revenir sur quelques-uns de ces moyens, plus intéressants à connaître. Commençons par l'opium.

Ce fut, dit-on, Simmons qui employa d'abord l'opium chez les alcooliques, mais il fut suivi de près par Saunders, qui, le premier, sut démêler les caractères distinctifs du *delirium tremens*, et par Sutton, à qui nous devons la première description didactique de cette affection et sa dénomination usuelle (1813). Le travail de Sutton eut plus de retentissement, et sa pratique ne tarda pas à être presque universellement adoptée, grâce au concours actif de plusieurs médecins en renom, parmi lesquels il me suffira de citer Duméril, Guersant et Rayer.

Pendant un demi-siècle l'opium resta en possession de guérir tous les cas curables de délire tremblant, malgré le réquisitoire sévère de Ware, énergiquement soutenu par Laycock et par Bennett. A peine le triomphe de l'opium a-t-il été un peu troublé pendant la domination du grand Broussais et l'interrègne de la thérapeutique.

Néanmoins quelques tentatives avaient été faites pour introduire de nouveaux agents, notamment la digitale, dans le traitement du *delirium tremens*.

On attribue partout à Späth la substitution de la digitale à l'opium dans la thérapeutique de l'encéphalopathie alcoolique. C'est une erreur : l'introduction de ce médicament remonte à cinquante ans, et l'initiative appartient à un de nos confrères de l'Amérique du Nord, le docteur Pierson, qui publiait en 1820 ses succès par des doses élevées de teinture (1). C'est seulement quinze années plus tard qu'un médecin allemand, le docteur Cless (2), préconisa ce moyen, et Späth n'est venu qu'en troisième lieu (3).

Mais ces efforts isolés n'exercèrent d'abord aucune influence sur la conduite des praticiens, tant en France que dans les pays du Nord, où le vice de l'ivrognerie est encore beaucoup plus répandu que parmi nous, ce qui explique la nécessité où nous sommes de nous appuyer principalement sur l'autorité de noms anglais ou allemands.

Ce fut le docteur C. H. Jones (de Jersey) qui rappela l'at-

(1) Pierson, *the New-England Journal of Medicine and Surgery*, 1820.

(2) Cless, *Schmit's Jahrbucher*, 1835.

(3) *Mediz-Annalen*. Heidelberg, 1836.

tention des médecins sur les bons effets de la digitale dans le délire tremblant, et le travail qu'il publia en 1860 devint le point de départ d'un grand nombre d'essais qui vulgarisèrent ce moyen. Nous devons des observations ou des indications sur ce sujet à M. le docteur Launay, du Havre (1862), à MM. Chauffard et A. Voisin (1862), Nonat et Revillod (1865), à Usher B. Eaton (1865), à M. H. Cazin (1868) et à plusieurs autres médecins distingués.

Il s'en faut bien que tous les faits cités soient également favorables au nouvel agent; plusieurs sont au moins douteux, de l'avis même de ceux qui les rapportent. Néanmoins la digitale commence à avoir ses partisans exclusifs, tandis que l'opium continue à garder les siens, et que la méthode antiphlogistique, qui a eu ses enthousiastes, demeure complétement abandonnée. Cherchons à démêler la vérité au milieu de ces contradictions.

En présence des nombreux succès revendiqués par chacun des deux médicaments rivaux, il serait permis de se demander si les malades n'ont pas guéri spontanément pendant et peut-être malgré le traitement, puisqu'on sait, surtout depuis la statistique de Ware, qu'une proportion considérable de cas de *delirium tremens* abandonnés à eux-mêmes se terminent heureusement.

Mais avec des agents tels que l'opium et la digitale, ce scepticisme n'est guère de mise. De si puissants moyens ne peuvent être indifférents, ils doivent servir ou nuire. Seulement les différences radicales de leurs manières d'agir permettent d'affirmer d'avance qu'ils ne sauraient convenir dans les mêmes circonstances.

Comment donc se fait-il que chacun de ces médicaments héroïques ait pu fixer les suffrages exclusifs d'un nombre plus ou moins considérable de bons observateurs? Comment se fait-il que l'un et l'autre comptent à peu près la même proportion de succès et de revers, et qu'ils puissent en tout cas revendiquer assez de succès pour légitimer la préférence qu'on leur accorde? La raison de tout cela, la voici : c'est que le même traitement ne convient pas à tous les cas et que chaque moyen éprouvé par l'expérience peut, à un moment donné, trouver son opportunité. Il s'agit désormais d'en bien préciser les indications à la suite d'une analyse exacte et d'une catégorisation rationnelle des faits.

Le temps est venu d'introduire dans la pathologie et la thérapeutique la méthode rigoureuse du *déterminisme*, inaugurée en physiologie par le chef de l'école française M. Cl. Bernard, et d'appliquer à la statistique médicale les principes exposés autrefois avec tant d'autorité par M. Gavarret.

Le *delirium tremens* n'est pas une entité comparable à une espèce créée, toujours assez semblable à elle-même pour que chaque cas représente l'unité ou l'individu morbide. C'est au contraire un syndrome éminemment variable, selon la période, la forme et l'intensité des accidents, selon les conditions particulières du sujet et du milieu.

A travers ce polymorphisme symptomatique, l'identité originelle, étiologique, perd pour ainsi dire toute valeur aux yeux du praticien. En ce sens, nous devons admettre la vérité de l'adage : « Il n'y a pas de maladies ; il n'y a que des malades. »

Ainsi, messieurs, quelles que soient les routes parcourues par notre esprit, nous sommes toujours ramenés à fonder la thérapeutique sur la connaissance des modificateurs applicables aux organes altérés dans leur structure ou leurs fonctions.

Malheureusement, malgré d'incontestables progrès accomplis depuis quelques années, les lésions organiques et fonctionnelles engendrées par l'intoxication alcoolique sont encore imparfaitement dévoilées. Ce que nous en savons le mieux peut se résumer dans les propositions suivantes :

L'alcool est un excitant ou irritant local pouvant devenir un stimulant général par action réflexe.

Une fois absorbé, s'il est pris en petite quantité, il agit comme stimulant diffusible, fébrigène et diaphorétique. A dose excessive, au contraire, il devient stupéfiant, narcotique, anesthésique.

Quelques physiologistes pensent que l'alcool est intégralement éliminé en nature; la plupart croient qu'il est complétement brûlé et transformé en eau et acide carbonique. La vérité n'est tout entière dans aucune de ces opinions extrêmes. Une partie de l'alcool est réellement transformée par la combustion respiratoire; mais une autre s'échappe inaltérée avec les produits de la respiration et les urines. La proportion d'alcool brûlée est d'autant plus grande qu'il y a moins de cette substance en circulation; inversement, l'alcool ingéré en quantités massives est rejeté en majeure partie sans avoir eu le temps de subir les oxydations ou les dédoublements des doses hygiéniques.

Cependant l'alcool n'est pas séparé du sang aussitôt après qu'il s'est mêlé à lui; il n'est pas repoussé de l'organisme, sous une forme ou sous une autre, sans avoir préalablement pénétré, au moins en partie, dans la trame de nos tissus, en faisant élection de ceux avec lesquels il a le plus d'affinité chimique. C'est ainsi qu'il imprègne plus particulièrement les éléments histologiques du système nerveux, de sorte que l'encéphale des ivrognes, comme l'a surtout bien établi notre éminent collègue M. Tardieu, exhale une forte odeur d'alcool, quand ils ont succombé au milieu des accidents de l'intoxication aiguë.

A la longue, ce contact et les autres conditions anormales créées par des doses excessives d'alcool engendrent des altérations nutritives qui se traduisent par une exagération de la trame cellulo-fibreuse des organes et par une surcharge ou même une transformation granulo-graisseuse des vaisseaux et des viscères parenchymateux, facile à deviner à l'œil nu et à démontrer par l'examen microscopique. Peut-être existe-t-il en même temps un changement d'état moléculaire plus intime et plus caché, se révélant seulement à l'occasion de ces grands ébranlements auxquels donnent lieu, soit les maladies aiguës, soit les grandes lésions chirurgicales : changement comparable à celui du vulgaire et innocent coton que l'acide nitrique transforme en cette matière fulminante qu'on a nommée *pyroxyle*.

Quoi qu'il en soit de cette dernière hypothèse, ces altérations structurales font sentir, à l'occasion, leur influence par les désordres fonctionnels et anatomiques les plus variés : délire, convulsions, paralysies, phénomènes ataxo-adynamiques, diathèse furonculeuse d'après M. Alfred Fournier, tendance suppurative, gangréneuse, apoplectique, selon M. Verneuil et un certain nombre d'observateurs.

Il importerait à la thérapeutique au moins autant qu'à la pathologie que les modifications de structure et de fonctions dues à l'alcoolisme chronique fussent parfaitement connues, et qu'on pût, après les avoir rattachées les unes aux autres par des liens physiologiques, en déduire les meilleurs moyens de traitement. Malheureusement, avant d'arriver à une systématisation rationnelle de l'alcoolisme, nous aurons encore beaucoup de lacunes à combler dans les faits et les théories partielles.

La dégénérescence granulo-graisseuse des tissus, et spécialement des vaisseaux sanguins, avec le défaut de contractilité qui l'accompagne nécessairement, explique à merveille les hypérémies passives, les engouements, les ruptures vasculaires et les hémorrhagies. Elle rend bien compte de la tendance au ramollissement, à l'ulcération, voire même au sphacèle. Mais elle ne saurait nous expliquer les troubles fonctionnels si singuliers et si graves qui s'éveillent chez les buveurs de profession à l'occasion des maladies aiguës ou des traumatismes. D'ailleurs, ces accidents se montrent chez des sujets qui n'ont pas encore eu le temps de subir de profondes atteintes dans leur nutrition, et qui n'offrent pas d'altération notable des éléments de leurs tissus organiques. C'est alors qu'on songe involontairement à cette modification moléculaire dont nous parlions tout à l'heure, modification hypothétique sans doute, mais certainement possible, et que tout concourt à rendre probable.

Quand je réfléchis au mode d'action de l'alcool, substance partiellement combustible, non recorporante, peut-être dynamophore, mettant de toute façon obstacle à la rénovation et au rajeunissement des tissus, je ne puis me défendre de considérer la modification structurale des ivrognes comme une *sénilité prématurée*, prédisposant leurs tissus à toutes les dégradations, à toutes les destructions généralement réservées à la vieillesse. Mais là s'arrête l'analogie, et l'embarras commence dès qu'il s'agit de faire servir les notions acquises à l'interprétation des phénomènes du *delirium tremens*.

Il est pourtant certain que ces manifestations appartiennent à un état anatomique acquis de longue date et durable, et non pas à une impression actuelle et instantanée, à une sorte d'action de présence exercée par le poison ; car le délire tremblant suit ordinairement d'assez loin l'excès alcoolique qui en est devenu l'occasion, pour que l'alcool ait eu le temps d'être entièrement éliminé d'une manière quelconque. Le *délire initial* qui marque la première période de l'ivresse confirmée et le *délire de retour* que j'ai signalé dans le décours de l'intoxication alcoolique aiguë, temporaire, diffèrent essentiellement des accès de *delirium tremens*, et reconnaissent vraisemblablement pour cause efficiente l'action perturbatrice de l'alcool répandu dans l'intimité du tissu nerveux.

Ce qui donne plus de valeur à l'hypothèse d'une modification moléculaire lentement acquise au système nerveux par l'intermédiaire de sa nutrition altérée, c'est que l'accès de délire tremblant éclate aussi bien au milieu d'une période de sobriété relative, pourvu que l'organisme soit fortement ébranlé, soit par une blessure, soit par une phlegmasie fébrile.

Maintenant, ces violents désordres sont-ils nécessairement, selon la croyance générale, des phénomènes d'irritation phlogistique ? Rien ne le prouve. D'abord, au début, s'il n'y a pas de complication, on ne constate pas la chaleur à la tête avec ou sans rougeur du visage et l'hypérémie avec éréthisme de l'appareil visuel, qui trahissent la congestion encéphalique ; on n'observe ni l'émotion du pouls, ni l'accroissement de la calorification qui constituent une excitation générale, fébrile.

Remarquons d'ailleurs que des symptômes d'excitation,

tels que convulsions et délire, sont aussi bien la conséquence du défaut que de l'excès de stimulus. On les rattache plus volontiers sans doute à la fluxion sanguine, active, inflammatoire, mais les physiologistes savent aujourd'hui que ces phénomènes se produisent également dans des conditions inverses. Ainsi Küssmaul et Tenner voyaient dans leurs expériences sur des chiens les convulsions survenir dès que les animaux avaient perdu une quantité considérable de sang. Je rapproche ce fait de celui des contractions musculaires obtenues par la rupture du circuit voltaïque, tandis que celles qui sont excitées par la fermeture du circuit ressemblent aux convulsions symptomatiques d'un *raptus* congestif.

D'une manière générale, je dirai que l'excitation résulte d'un changement en plus ou en moins dans les conditions habituelles des organes vivants, non d'un pouvoir spécial appartenant à des corps qui seraient excitants par essence. Cela est si vrai, que l'eau distillée est plus irritante pour le péritoine que l'eau de guimauve, onctueuse à la manière de la sérosité qui lubrifie normalement cette membrane. D'autre part, nous voyons que le besoin d'uriner devient également impérieux, soit qu'on s'expose nu à l'action d'un froid vif, ou bien à la radiation d'un foyer de combustion. A cet égard, l'économie animale ne se comporte pas autrement qu'une pile thermo-électrique dans laquelle on développe un courant en refroidissant ou bien en chauffant l'une des soudures.

Il se pourrait donc que les phénomènes d'excitation du *delirium tremens* ne fussent que la conséquence de la suppression d'un stimulus normal ou, pour employer une expression plus large, le résultat d'un changement de milieu.

On expliquerait tous les phénomènes observés en accordant à l'alcool une puissance coercitive par rapport à l'action nerveuse ; car s'il vient à faire défaut, on comprend que le système nerveux se déchargera comme ferait un conducteur électrique privé de son vernis protecteur ou plongé dans une atmosphère surchargée d'humidité.

Il ne serait donc pas irrationnel de considérer les symptômes du *delirium tremens* comme étant primitivement de nature abirritative ou comme se rattachant à l'abincitation de Brown. Sans aller jusque-là, je crois pouvoir admettre du moins que ce délire n'est pas l'expression d'un travail inflammatoire dont les centres nerveux seraient le siége. Mais je me hâte d'ajouter que, si les troubles intellectuels sont intenses et prolongés, ils peuvent aboutir à l'asthénie du grand sympathique, à la paralysie vaso-motrice et à la congestion sanguine, puis à l'inflammation proprement dite avec les altérations nutritives qui la caractérisent.

En d'autres termes, le *delirium cum tremore* n'est d'abord qu'une pure *névrose*, mais secondairement il peut revêtir la forme d'une *phlogose* véritable.

Cette distinction de deux formes de délire tremblant, correspondant à deux périodes différentes de l'affection, n'est pas absolument nouvelle; elle a été soupçonnée, entrevue plutôt que nettement établie par quelques-uns de nos devanciers. Ainsi le *delirium tremens* est souvent partagé en sthénique et asthénique, notamment par Barkhausen et par les auteurs du *Compendium* de médecine, MM. Monneret et Fleury. Dreyfuss sépare soigneusement les cas apyrétiques de ceux qui sont fébriles; et Cless va jusqu'à tenir compte de la forme de la fièvre qui peut être inflammatoire, gastrique ou nerveuse.

D'ailleurs, les recherches nécroscopiques apportent une base solide à l'institution de ces deux périodes ou degrés de la maladie dont j'essaye en ce moment de démontrer l'existence. Tantôt, en effet, les organes ne gardent à l'autopsie aucune trace visible de l'orage dont ils ont été le siége pendant la vie; tantôt, au contraire, des lésions plus ou moins évidentes témoignent encore des troubles circulatoires et nutritifs qui accompagnent les désordres intellectuels et sensitivo-moteurs. Sans parler des lésions anciennes, telles que l'épaississement et l'opacité des méninges, dues à l'empoisonnement chronique par de hautes doses d'alcool, on trouve des modifications anatomiques de date plus récente, imputables aux derniers accidents : très-souvent de la rougeur produite par une fine vascularisation artérielle, quelquefois des hémorrhagies, ou même du ramollissement des parties centrales avec hydropisie ventriculaire. Ce sont de pareils résultats anatomo-pathologiques qui ont permis d'admettre une arachnitis et une méningo-encéphalite pour expliquer le délire tremblant des ivrognes. Et, si nous tenions à montrer dans l'hypérémie active de l'encéphale la condition anatomique ordinaire des symptômes du délire tremblant, nous ajouterions que la congestion sanguine a pu exister du vivant du sujet, alors même qu'elle ne serait pas constatée sur le cadavre, et nous rappellerions à preuve ce qui se passe dans l'érysipèle externe dont la rougeur s'efface presque entièrement après la mort.

Mais, tout en admettant la justesse de cette remarque, je ne crois pas qu'il y ait lieu de faire intervenir nécessairement la fluxion sanguine pour expliquer les symptômes morbides; je pense, au contraire, que l'hypérémie est un phénomène subordonné, ne faisant son apparition qu'après une certaine durée des troubles spéciaux de l'intelligence et du mouvement.

Si le *delirium tremens* n'est primitivement qu'un mode irrégulier de fonctionnement du système nerveux central, mais s'il se complique plus tard d'une inflammation plus ou moins prononcée de la substance cérébrale et de ses membranes d'enveloppe, il est clair qu'il serait irrationnel de chercher à lui opposer un seul et unique agent qui serait pour ainsi dire spécifique contre cette affection. Le traitement doit nécessairement varier avec les caractères anatomo-physiologiques de l'affection, et, par conséquent, il doit être double pour répondre à la double série des symptômes qui se déroulent successivement. Les moyens qui réussissent dans la première période peuvent être insuffisants, si ce n'est nuisibles, dans la seconde, et réciproquement; le médecin aurait donc tout intérêt à savoir s'il a encore affaire à une pure névrose, ou bien s'il assiste à l'évolution des phénomènes congestifs et phlogistiques.

Ce diagnostic est-il possible? Oui, sans doute, dans un

certain nombre de cas; mais il offre souvent des difficultés presque insurmontables.

Cependant voici un ensemble symptomatique qu'on retrouvera dans la *période congestive* du *delirium tremens*. Il y a de la chaleur à la tête et de la rougeur au visage. Les yeux sont brillants, injectés, et les pupilles étroites. Le délire est plus violent, plus continu, ne cédant que pour faire place à la somnolence ou au coma. Le pouls est accéléré et la chaleur fébrile.

Dans la *période initiale*, s'il n'existe pas de complication phlegmasique vers d'autres organes, les choses se passent à froid. Les yeux sont plus pâles et les pupilles moins resserrées. Le délire, généralement plus modéré et d'un caractère plus aimable, présente, surtout le jour, des accalmies plus ou moins prolongées pendant lesquelles le sujet semble remis définitivement en possession de sa raison.

Si le doute subsiste malgré la constatation de ces signes différentiels, la thérapeutique deviendra une pierre de touche d'un emploi commode et sûr; attendu que les moyens qui s'appliquent à la névrose, lorsqu'ils sont employés avec mesure, sont toujours exempts d'inconvénients sérieux.

Voici, selon moi, comment il convient de procéder dans le traitement d'un accès de délire tremblant.

En premier lieu, pour garantir autant que possible au malade ses conditions normales, on lui continuera l'usage modéré de l'alcool ou plutôt des boissons alcooliques et particulièrement du vin.

Puis on s'efforcera de calmer directement l'appareil nerveux central, non par des stupéfiants ou des narcotiques quelconques, mais bien par les hypnotiques proprement dits : l'opium et peut-être la jusquiame à l'exclusion des autres solanées vireuses.

Opium. — C'est toujours aux préparations liquides qu'il faut avoir recours afin d'assurer les effets du médicament et d'éviter les phénomènes d'accumulation de doses. Je donne presque toujours la préférence à la teinture thébaïque sur le laudanum de Sydenham, dont le goût désagréable inspire une répugnance marquée à la plupart des sujets.

La teinture alcoolique d'opium est donnée ordinairement à la dose de dix gouttes répétées deux, trois ou quatre fois dans les vingt-quatre heures. Très-rarement j'ai dépassé cette dernière quantité ; le plus souvent je n'ai donné que vingt ou trente gouttes par jour dans du vin sucré.

J'ai souvent administré en même temps ce que j'appelle l'*illico morphiné*, c'est-à-dire une sorte de potion de Todd où j'associais l'alcool au principe narcotique par excellence et qui a pour formule :

Alcool rectifié................. }	50 grammes.
Eau de menthe................. }	
Sirop de morphine..............	20 —
— d'écorce d'orange..........	10 —

La remarquable puissance somnifère du chloral (aussi bien de l'alcoolat de chloral découvert par M. Roussin, que de l'hydrate plus anciennement connu) désignait naturellement cette substance comme un utile succédané de l'opium dans le traitement du *delirium tremens*.

Je prescris habituellement l'hydrate de chloral sous forme de sirop renfermant, comme celui de Follet, 1 gramme de principe actif par cuillerée à soupe.

On commence par donner deux cuillerées de sirop à une heure d'intervalle. Cette dose est renouvelée, s'il y a lieu, à la fin de la journée. On peut aller au delà, mais je n'ai pas eu besoin de dépasser la dose de 6 grammes dans les vingt-quatre heures. Le chloral fait parfois merveille. Les deux premières cuillerées de sirop procurent alors un sommeil rapide, passablement prolongé et suivi d'un apaisement marqué. D'autres fois, le calme est plus difficile à obtenir. Enfin, chez quelques sujets, le chloral ne donne aucun résultat physiologique. C'est donc un agent plus inégal que l'opium.

Assez souvent le succès couronne ce traitement hygiothérapique par les alcooliques et les hypnotiques. Mais si, au bout d'un ou deux jours, le délire ne s'apaise pas et si l'on voit survenir les différents symptômes d'excitation locale et générale dont j'ai donné tout à l'heure l'énumération, il faut virer de bord et s'adresser aux toniques vaso-moteurs, quelquefois aux antiphlogistiques ordinaires : sangsues, éméto-cathartiques, etc.

Parmi les toniques vaso-moteurs, je citerai tout particulièrement le bromure de potassium, le sulfate de quinine et la digitale dont on parle beaucoup depuis quelque temps.

Avec le bromure de potassium, je débute par la dose de 4 grammes en quatre fois dans la première journée, soit dans un julep gommeux ou une potion aromatisée par du sirop d'écorce d'orange, soit par cuillerées de la solution normale, dont j'ai donné ailleurs la formule, étendues d'eau sucrée additionnée d'eau de fleur d'oranger.

Le second jour la dose est portée à 6 grammes et le lendemain à 8 grammes s'il n'y a pas apaisement. Très-rarement j'ai eu à dépasser cette dernière dose.

Quant au sulfate de quinine, le premier jour j'en donne 1 gramme en quatre prises (de 25 centigr.) dans du pain azyme, si le malade n'est pas trop agité et ne refuse pas de l'avaler, ou dans le cas contraire en dissolution dans une potion au café additionnée d'eau de Rabel.

Quand le sel quinique est pris à l'état solide dans du pain à chanter, il faut toujours faire boire par-dessus une petite tasse de limonade au citron ou d'une autre boisson acidule quelconque.

La dose du sulfate de quinine est portée successivement à 1gr,50 et à 2 grammes dans les vingt-quatre heures, distribués en quatre ou même huit prises.

Je termine par quelques mots sur la digitale. Les médecins étrangers nous ont donné pour la digitale l'exemple d'une libéralité quelque peu inquiétante et que je n'ai jamais été forcé d'imiter. Au lieu de procéder par demi-onces de feuilles ou de teinture, j'ai pu me contenter de faire prendre à mes malades des doses trois ou quatre et même six fois moindres.

Pour la facilité de l'administration et la sûreté des effets, aucune préparation n'équivaut à la teinture alcoolique; c'est elle que j'emploie toujours à la dose de dix gouttes à la fois répétées de telle manière que le premier jour on en donne au moins 30, le second jour 60, le troisième jour 90 ou 120, selon le besoin, ce qui représente 1, 2, 3 et 4 grammes de teinture alcoolique par jour. J'ai atteint plusieurs fois 6 grammes, et j'ai trouvé cette dose efficace sans avoir eu l'occasion d'observer des phénomènes d'intolérance, nausées, vomissements, sueur froide, réfrigération : syndrome dont l'intervention ne serait probablement pas inutile dans les cas rebelles de *delirium tremens* arrivé à la période de phlogose.

Il serait superflu d'insister davantage sur les détails des différents modes de traitement du *delirium tremens*. Qu'il me suffise de vous avoir soumis les principales données de la méthode thérapeutique à recommander contre cet accident si grave et malheureusement si fréquent de l'intoxication alcoolique.

Pour moi, j'ai la conviction d'avoir sauvé une plus forte proportion de malades depuis que j'ai eu soin de distinguer dans le délire tremblant les deux périodes successives de simple névrose et de complications phlogistiques, et d'appliquer à chacune de ces formes un traitement approprié.

Permettez-moi, messieurs, d'espérer que ces vues physiologiques obtiendront l'approbation de l'Académie, en attendant que l'expérience de tous les cliniciens ait prononcé sur la valeur des remèdes.

M. J. Guérin voudrait que la discussion fût circonscrite dans les termes de la question posée par M. Verneuil, c'est-à-dire de l'influence de l'alcoolisme sur la marche et la terminaison des lésions traumatiques. On s'éloigne de la question en la traitant dans ses généralités. M. J. Guérin n'interviendra que lorsqu'il aura lu les observations sur lesquelles s'appuie M. Verneuil pour attribuer à l'alcoolisme une influence des plus funestes sur le pronostic des lésions traumatiques.

M. Verneuil n'est pas fâché de voir la discussion s'étendre et embrasser la question de l'alcoolisme dans toutes ses généralités. Il ne s'agit pas, en effet, seulement de l'état local des alcooliques blessés; il s'agit encore de savoir s'il existe une médication capable de combattre avec efficacité l'état général sous l'influence duquel des complications graves se développent chez les blessés atteints d'alcoolisme. A ce point de vue, il y avait à faire appel aux lumières de l'expérience des médecins. Existe-t-il un traitement efficace de l'alcoolisme, analogue, par exemple, au traitement du diabète et des lésions traumatiques chez les diabétiques par la médication alcaline? Ce qu'il y a de pénible et de décourageant pour le chirurgien, c'est de voir les lésions traumatiques les plus insignifiantes et les plus minimes en apparence se compliquer des accidents les plus graves, et entraîner la mort des malades sous l'influence de l'état général produit par l'alcoolisme; c'est de voir l'intervention chirurgicale la plus rationnelle sans cesse entravée et annihilée par cette terrible complication de l'état général alcoolique auquel la thérapeutique semble n'avoir rien trouvé encore à opposer de réellement efficace.

La discussion devrait donc, suivant M. Verneuil, porter sur les deux questions suivantes: 1° influence de l'alcoolisme sur les phénomènes locaux des plaies ou lésions traumatiques; 2° influence de l'alcoolisme sur les accidents généraux qui viennent compliquer les plaies ou lésions traumatiques.

IV. — Communication de M. Gosselin.

Séance du 27 décembre 1870.

Je n'ai pu assister à la séance le jour où M. Verneuil a lu son intéressant travail, et je n'ai pu en prendre exactement connaissance, puisqu'il n'a pas encore été publié. Il est possible dès lors que je ne me tienne pas exactement dans les limites tracées par notre collègue.

Je ne crois pas me tromper cependant en croyant que

M. Verneuil n'a pas eu l'intention d'appeler l'attention sur l'influence que peut exercer l'alcoolisme aigu ou l'ivresse dans la production et les suites des lésions traumatiques. Certes, ce côté de la question dont se sont occupés déjà notre savant collègue, M. Tardieu (1) et M. le docteur Péronne (2), ne manque pas d'intérêt. Mais, je le répète, je ne pense pas que M. Verneuil s'en soit occupé, et, en tout cas, je n'aurais, pour ma part, rien de particulier à en dire. Je ne m'en occuperai donc pas.

Si j'ai bien compris, d'après ce qui m'en a été rapporté, la pensée de notre collègue, il nous a posé deux questions principales :

1° Quelle est l'influence de l'alcoolisme chronique ou de l'habitude plus ou moins ancienne des alcooliques sur la marche ultérieure des maladies chirurgicales?

2° Quelle est cette même influence sur les suites des opérations ?

J'intervertis à dessein l'ordre adopté par M. Verneuil, parce que j'ai quelques documents à fournir pour la première question et je n'en possède pas de précis pour la seconde.

J'aborde donc la première question : influence de l'alcoolisme chronique sur les phénomènes consécutifs et le pronostic des maladies chirurgicales. Ici je trouve d'abord une distinction à faire : l'alcoolisme peut modifier ces phénomènes en ajoutant le *delirium tremens* aux suites ordinaires de la maladie, ou bien sans intervention du délire et par un autre mécanisme pathogénique dont je dirai quelques mots. Mais je ne crois pas encore que M. Verneuil nous ait lu son travail pour nous signaler à nouveau le *delirium tremens* comme complication des lésions traumatiques chez les alcooliques, car il me semble que ce sujet est suffisamment connu, et je ne suppose pas qu'il puisse fournir matière à des développements nouveaux. Pour moi, je ne sais à cet

(1) Tardieu, *Observations médico-légales sur l'état d'ivresse compliquant les blessures* (*Annales d'hygiène*, 1848, t. XL, p. 390).

(2) Thèse inaugurale soutenue à la Faculté de Paris en 1870.

égard que ce que tout le monde sait. Je crois que Dupuytren, en décrivant son délire nerveux chez les blessés, avait eu le tort de ne pas assimiler ce délire à celui que Sutton, Léveillé et Hufeland, au commencement de ce siècle, avaient décrit sous le nom de *delirium tremens*. Mais tous les chirurgiens, depuis Sanson, ne doutent pas que le délire nerveux de Dupuytren et le délire alcoolique des médecins sont une seule et même maladie, et tous savent bien, depuis le travail de M. Delasiauve (1), que ce délire se présente sous deux formes, l'une bénigne qui cède facilement à l'opium, l'autre maligne et grave, souvent mortelle, qui résiste à toute médication. Sur ces divers points, je le répète, je n'ai rien à ajouter à ce que tout le monde sait et je ne suppose pas que M. Verneuil, non plus que nos collègues MM. Hardy et Gubler, qui se sont plus particulièrement occupés de ce sujet dans la dernière séance, aient apporté de nouveaux documents.

C'est donc l'influence de l'alcoolisme chronique agissant autrement que par le délire, sur les suites des maladies chirurgicales, qui est le sujet véritablement nouveau, et sur lequel M. Verneuil a eu raison d'appeler depuis quelques années, et d'appeler encore dans son dernier travail l'attention des chirurgiens; et c'est ce que m'a appris sur cette influence mon expérience personnelle que j'ai désiré m'expliquer devant l'Académie.

Tout d'abord, je ne pense pas que cette influence se fasse sentir dans tous les cas chirurgicaux, et j'établis une différence notable, sous ce rapport, entre les maladies apyrétiques et celles qui s'accompagnent de fièvre. Pour les premières, en effet, et je citerai comme exemples les contusions, les entorses, les ruptures, les fractures simples, l'habitude alcoolique, exception faite du délire, ne modifie pas sensiblement leur marche et leur durée. C'est surtout dans les cas où la fièvre doit arriver, et où cette fièvre précède et accompagne la suppuration, que cette habitude m'a paru se faire sentir spécialement et imprimer souvent une gravité plus grande à la maladie.

(1) Delasiauve, *Revue médicale*, 1852.

La chose m'a frappé d'abord dans les cas d'érysipèle phlegmoneux ou phlegmon diffus, et je parle seulement de ceux dans lesquels la suppuration diffuse est sous-cutanée. Nous savons tous que chez un bon nombre de sujets, soit qu'elle occupe le membre supérieur, soit qu'elle occupe le membre inférieur, cette maladie, surtout si elle est bien traitée, se termine heureusement. Nous savons que, chez d'autres, au contraire, des eschares cutanées se forment rapidement, que la fièvre concomitante s'accompagne de délire, de diarrhée, de sècheresse de la langue, de prostration, en un mot, de cet ensemble de phénomènes qui caractérisent l'adynamie et qui se terminent habituellement par la mort. Eh bien ! j'ai remarqué depuis longtemps que cette gravité spéciale s'observait surtout chez les alcooliques, c'est-à-dire chez des gens qui, depuis cinq à dix années, avaient pris l'habitude de consommer chaque jour 2 ou 3 litres de vin, et de dépasser quelquefois cette mesure pour se mettre en état d'ivresse.

J'ai remarqué, en second lieu, depuis une dizaine d'années que je me préoccupe de ce sujet, que les accidents fébriles consécutifs aux maladies des voies urinaires étaient plus graves et plus rapidement mortels chez les alcooliques que chez les autres. Ces accidents que j'explique avec plusieurs de nos contemporains par une résorption des matériaux de l'urine altérée ou par un défaut de sécrétion dépendant d'une lésion concomitante des reins, et que je réunis volontiers sous la dénomination d'urinémie ou urémie chirurgicale, ces accidents, dis-je, ont certainement de la gravité chez tous les sujets; mais ils en ont une plus grande chez ceux qui se trouvent dans les conditions dont nous nous occupons.

L'influence des habitudes alcooliques m'a surtout frappé à la suite de certaines lésions traumatiques du cerveau. Je ne parle pas, cela va sans dire, de ces grands accidents que nous expliquons par une commotion violente ou par une contusion étendue et multiple de la substance cérébrale, accidents qui sont graves chez tout le monde. Je fais surtout allusion à ces cas en apparence légers, dans lesquels le malade n'a eu qu'une perte de connaissance de quelques minutes, marche, parle, mange, et ne paraît pas du tout menacé de mort prochaine. Si, cependant, nous trouvons en même temps les signes d'une fracture du rocher : écoulement de sang ou de sérosité par l'oreille, surdité, crachats sanglants, parfois hémiplégie faciale, nous nous tenons en éveil et avec raison ; nous nous disons que si le coup a été assez violent pour amender la fracture du rocher, il peut bien, sans que des désordres fonctionnels cérébraux soient survenus de suite, avoir assez violemment ébranlé la masse nerveuse pour que la méningo-encéphalite consécutive se développe, et nous dirigeons notre thérapeutique en conséquence. Eh bien ! parmi les sujets atteints ainsi de commotion cérébrale légère avec fracture du rocher, il en est un certain nombre que j'ai vus guérir, et d'autres que j'ai vus mourir très-rapidement le troisième, le quatrième ou cinquième jour. Ceux qui ont guéri n'étaient point alcooliques, ceux qui sont morts, au contraire, l'étaient. J'en suis venu aujourd'hui, pour les cas de ce genre, à me renseigner sur les habitudes du blessé. Si j'apprends qu'il boit depuis plusieurs années, je porte un pronostic grave, et je préviens que, malgré le traitement par les antiphlogistiques et les révulsifs auquel je vais le soumettre, je crains de le voir succomber vite à la méningo-encéphalite traumatique consécutive. Si, au contraire, j'apprends qu'il ne boit pas, je fais espérer la guérison. Il est rare que mon pronostic, appuyé sur cette base et en même temps sur l'âge du sujet (car les jeunes résistent mieux que les autres aux suites des lésions traumatiques de l'encéphale), il est rare, dis-je, que mon pronostic ne soit pas justifié par les événements.

Pour les fractures des membres avec complication de plaie, qui doivent passer par toutes les chances de l'ostéite suppurante aiguë des gros os, je crains encore beaucoup l'influence alcoolique, parce que les sujets qui y sont soumis résistent moins bien que les autres aux pyrexies ; or, il n'est pas de pyrexie chirurgicale plus dangereuse, et il n'est pas de septicémie plus grave que celle qui accompagne la suppuration aiguë des os longs. Cependant, je ne peux pas établir mes craintes sur l'observation clinique, pour une raison très-simple. Mon observation s'est faite dans nos hôpitaux. Là, l'ostéite suppurante aiguë est toujours grave, tant à cause de la nature même de la blessure, qu'à cause des mauvaises conditions hygiéniques résultant de l'encombrement, et je n'ai pas un assez grand nombre de cas à comparer pour établir sur des faits la part des habitudes alcooliques dans les résultats obtenus. J'ai une présomption, si vous voulez, dans le sens des opinions de M. Verneuil, mais je n'ai pas de certitude.

En somme, vous voyez, messieurs, que je partage, avec plus ou moins de preuves, les opinions de notre collègue. Je regrette de ne pouvoir pas apporter de documents sur la thérapeutique. Je n'en possède aucun, et je crains bien que personne n'en connaisse. En effet, parmi les sujets alcooliques, il en est qui ont du côté des viscères, le foie, les reins, en particulier ou du côté du système artériel, des lésions qui, en altérant le jeu des grandes fonctions, peuvent rendre compte de ce défaut de résistance aux pyrexies suppuratives, et ces lésions sont au-dessus de toute ressource. Beaucoup, il est vrai, n'ont pas encore ces lésions, mais dans quel état sont-ils? Dans un état d'affaiblissement général qui n'a pas de nom, et qui ressemble aux effets de l'âge. Pour moi, ces alcooliques, encore dépourvus de lésions viscérales, ont tous leurs organes, le cerveau surtout, vieillis avant le temps. Or, je ne connais pas plus de remède pour cette vieillesse artificielle et anticipée que pour la vieillesse véritable.

Reste la deuxième question, l'influence sur les résultats des opérations. Ici, je distinguerais les petites opérations, celles qui n'intéressent que les parties molles et les grandes, celles qui intéressent les grands os et exposent encore aux chances des diverses formes de l'ostéite suppurante aiguë. Eh bien! je crains pour ces deux catégories l'influence alcoolique, mais je la crains beaucoup plus pour la seconde que pour la première. Seulement ici encore je ne pourrais pas établir ma présomption sur des faits suffisants, voici pourquoi. Dans les hôpitaux, je pratique des amputations et des résections pour des cas pathologiques ou pour des cas traumatiques. Or, les opérations pathologiques, celles qui réussissent le plus, se font, en général, sur des sujets jeunes, que leur âge, d'une part, la faiblesse de leur constitution, d'une autre part, ont tenus éloignés des travaux manuels fatigants, et de l'alcoolisme qui en est la conséquence fréquente. Je fais très-peu de ces opérations sur de véritables alcooliques et, dès lors, je n'ai pas de termes de comparaison pour apprécier la part de l'alcoolisme dans les résultats qu'elles donnent.

Quant aux opérations pour cause traumatique, j'en fais quelquefois chez des alcooliques et chez d'autres qui ne le sont pas. Mais, hélas! vous le savez tous, et depuis les statistiques de Malgaigne, cela continue à être vrai, les amputations traumatiques réussissent rarement dans les hôpitaux, et le nombre des succès, pour moi du moins, n'a pas été assez grand pour que, en l'opposant à celui des revers, j'aie pu en déduire la preuve de l'influence malfaisante de l'alcoolisme. Ici encore, je m'en tiens à des présomptions, et j'admets, avec M. Verneuil, que cette influence malfaisante existe probablement.

Séance du 8 janvier 1871.

M. Larrey, qui était inscrit pour prendre la parole, s'excuse en disant qu'il ne lui a pas été possible de se préparer d'une manière suffisante. Il se borne à faire remarquer qu'au nombre des preuves de l'influence fâcheuse de l'abus des boissons alcooliques sur l'organisme, on pourrait citer les *combustions spontanées*, nécessairement liées, comme on sait, à cette détestable habitude.

V. — Communication de M. Béhier.

Séance du 3 janvier 1871.

M. Béhier s'attache à montrer qu'il faut rechercher l'influence de toutes les phases de l'alcoolisme sur l'évolution des lésions traumatiques. Il croît que si l'on veut catégoriser les faits avec rigueur, on est conduit à accepter, même pour les cas de maladies internes, la désastreuse influence accordée par M. Verneuil à l'alcoolisme.

Une différence très-profonde existe, suivant lui, entre tel ou tel alcoolique. Il ne pense pas, avec M. Hardy, que chez un individu adonné habituellement aux excès alcooliques les phénomènes qui viennent compliquer les maladies aiguës médicales ou les divers traumatismes accidentels ou thérapeutiques soient les caractères d'une intoxication. M. Gubler lui paraît être plus dans le vrai quand il remarque que les accidents ont lieu quand le poison est éliminé sous une forme ou sous une autre. A part les phénomènes aigus de l'ivresse, les accidents divers que l'on observe chez les alcooliques ne résultent donc pas de l'intoxication actuelle et ne la caractérisent pas à vrai dire, mais ils retracent les désordres survenus dans divers organes consécutivement à l'action de la substance toxique.

Or, ces désordres, examinés d'une façon générale, sont de divers ordres. Ce sont d'abord des congestions momentanées (d'où la stimulation); puis, à un degré plus avancé, l'état sclérotique de certains organes, sclérose dont les conséquences varient selon les organes. Dans le foie, ce sont les signes de l'occlusion du système de la veine porte ; dans le système nerveux, c'est : 1° le tremblement habituel qui se rapproche tant, quoiqu'il soit moins fixe et moins intense, de l'état choréique de la sclérose en plaques des centres nerveux ; 2° l'obtusion de l'ouïe, de la vue, la perte de la mémoire et de l'intelligence, les paralysies localisées, plus fréquentes dans les membres inférieurs, ce qui retrace l'influence si constante de l'alcool sur le train de derrière des animaux expérimentalement empoisonnés par cette substance.

Enfin, à un degré de plus de l'alcoolisme se manifestent l'altération graisseuse des tissus, la stéatose des différents organes.

Telles sont, en résumé, les conséquences organiques de l'action exercée sur l'économie par l'alcool.

La sclérose et la stéatose représentent, suivant M. Béhier, les termes importants de la question posée par M. Verneuil. Ces lésions constituent pour l'économie, surtout la stéatose, un état de dégradation qui abaisse sensiblement la force de résistance aux dépressions produites, soit par la maladie, soit par le traumatisme. Or, cette altération, cette mortification graisseuse des organes est très-généralisée sous l'influence de l'action prolongée de l'alcool.

On l'a constatée dans les glandes de l'estomac, dans le foie (Addison, Budd, Poters, Frerichs), dans le rein, dans le muscle cardiaque et différents autres muscles, dans le sang lui-même qui, suivant l'observation de Magnus-Huss et de plusieurs autres, contient une grande quantité de globules de graisse, en même temps que la fibrine semble altérée dans sa qualité, comme les globules rouges dans leur quantité relative; enfin, cette même altération stéatosique a été constatée également dans les capillaires sanguins et dans les tubes nerveux eux-mêmes de l'encéphale, qui est de tous les organes, comme on sait, du moins d'après les expériences de Lallemand, Perrin et Duroy, celui qui partage avec le foie la propriété de retenir la plus grande quantité de l'alcool ingéré dans l'économie.

Cet envahissement généralisé de la stéatose est, pour l'organisme qui en est arrivé là, un état de misère véritable, une opportunité morbide considérable, et l'on n'a pas lieu de s'étonner, après la constatation de cette généralisation, que l'économie ainsi ruinée soit incapable de conduire à bien un désordre morbide un peu intense, spontanément ou accidentellement développé, soit la maladie, soit le traumatisme.

La première conséquence de la maladie ou du traumatisme est une dépression plus ou moins considérable de tout l'individu. C'est alors que, chez ces sujets, se montre un ordre particulier d'accidents généraux qui ne peuvent être rigoureusement caractérisés, selon M. Béhier, par les mots d'*ataxie* et d'*adynamie*. Cet état se rapproche de l'un et de l'autre, mais il n'est pas nettement l'un ou l'autre, ni même cette variété composée et intermédiaire dite ataxo-adynamique ; c'est une situation dans laquelle on n'a pas l'ensemble de l'état qu'exprime l'ancien mot d'état *putride*, mais une dépression générale d'ordre analogue.

Il n'y a pas non plus d'état véritablement ataxique, pas de véritable *subdelirium*, mais une incertitude du mouvement, une faiblesse, une titubation intellectuelle, qui n'est pas le délire, mais qui est l'affaissement, le vague de l'intelligence profondément déprimée.

En même temps qu'existe cet état général, les perturbations locales ne suivent pas la voie réparatrice, et, par exemple, s'il s'agit d'une pneumonie, elle ne peut se résoudre, elle s'éternise ; le souffle se mélange de râles humides, comme si la résolution allait survenir, mais tout s'arrête là ; la maladie manque de franchise d'allure, et le poumon semble rester inerte, sans défense contre l'inflammation qui l'a envahi, en même temps que les symptômes généraux déjà indiqués se montrent avec plus d'obstination.

De même, chez les sujets de cette sorte, l'érysipèle, en tant qu'altération de la peau, reste inégalement réparti, vaguement circonscrit ; il n'a pas, pour ainsi dire, la force de s'accuser avec précision, en même temps que les phénomènes généraux restent sans la vigueur de ce que l'on a appelé la réaction et sans l'expression délirante caractéristique.

Le *delirium tremens*, suivant M. Béhier, appartient à une phase de l'alcoolisme différente de celle marquée par les états précédents, à une phase peut-être moins avancée, tout au moins à un état qui relève plus spécialement d'une modification du système cérébral. Ainsi que l'a dit M. Gubler, ce n'est nullement un délire par stimulation, c'est un délire dépressif, un délire d'épuisement. La preuve, c'est que l'alcool donné à doses fractionnées, c'est-à-dire à doses capables de soutenir et de réveiller l'action du système cérébral, amène la cessation des phénomènes.

L'altération stéatosique, qui produit l'impuissance de l'organisme à résister aux causes de dépression spontanées ou traumatiques, offre, suivant M. Béhier, des analogies avec ce qui se passe dans la glycosurie. Comme la stéatose, l'état glycosurique permet la vie avec certains malaises, certaines défaillances qu'un médecin exercé peut bien relever et démêler, mais qui passent inaperçus pour le sujet lui-même et pour ceux qui l'entourent; vienne un accident spontané ou traumatique, et l'économie fléchit et succombe sous une influence incapable de produire un résultat aussi désastreux si le milieu organique qui en est le siége n'était à l'avance miné en quelque sorte par une cause morbide encore à l'état virtuel. M. Béhier regrette, à ce point de vue, que l'état des urines n'ait pas été recherché avec soin dans les observations de M. Verneuil, d'autant plus que la glycosurie et l'albuminurie se rencontrent chez les alcooliques, le foie et le rein étant frappés de stéatose.

Peut-on prévoir et reconnaître que l'économie est arrivée, sous l'influence de l'alcool absorbé en excès, à la période des altérations organiques dont il s'agit? C'est une chose assez difficile. Cependant il est une coïncidence dont il faut tenir compte, à savoir, la surcharge graisseuse du tissu connectif. Il est deux faits qui semblent acquis : 1° la surcharge graisseuse du cœur, du mésentère et de quelques autres régions chez les alcooliques ; 2° l'embonpoint très-marqué des sujets chez lesquels se manifestent les symptômes graves dont il s'agit à propos d'une maladie ou d'un traumatisme.

Chez les individus stéatosés, toute affection accidentelle peut revêtir des caractères graves tout à fait insolites, et la stéatose généralisée est une des conséquences presque inévitables de l'alcoolisme ; seulement elle constitue une phase, un degré distinct de ces lésions consécutives.

La stéatose est encore la conséquence de beaucoup d'affections aiguës dans lesquelles on ne l'a pas encore signalée, parce qu'on n'a pas eu l'idée de la rechercher. M. Henri Liouville a constaté, chez un grand nombre de sujets morts de variole grave, un état de stéatose du foie, des reins, du cœur et d'autres muscles de l'économie, comme aussi des capillaires de l'encéphale et de la moelle.

Ces recherches, rapprochées de la stéatose qui fait partie des lésions anatomiques de la fièvre typhoïde, montrent que l'état de maladie aiguë peut apporter son contingent à l'état d'altération graisseuse de l'économie. Qu'est-ce donc quand cette dernière est déjà, au fond, altérée de la même manière?

Une lésion purement accidentelle, comme le traumatisme imprévu ou thérapeutique, exerce sur l'économie une perturbation bien plus profonde que la maladie née spontanément ou par mouvement interne. Les faits douloureux de chacun des jours actuels montrent clairement cette différence.

Ainsi, les lésions organiques ne sont pas les mêmes dans les divers cas d'alcoolisme et la variation dans l'expression des symptômes retrace des degrés variés, comme aussi l'ébranlement accidentel de l'économie est différent dans les cas purement médicaux et dans les cas de traumatisme.

D'après cela, on voit que l'emploi des préparations alcooliques, souvent utile quand il est méthodique, dans les cas où le délire spécial, délire dépressif, quoique violent, vient compliquer les maladies aiguës, ne trouve plus une place efficace quand il s'agit de combattre les accidents qui paraissent résulter de l'état de stéatose généralisée. Cette dernière constitue une lésion organique véritable, une misère organique dont le remède nous échappe, si tant est qu'il soit possible; il en est d'elle comme de l'état de glycosurie qu'on modère sans le guérir, et qui reste une déplorable opportunité morbide. Le terrain est miné, tout support fléchit chez ces sujets, tout secours est inefficace. Dans ces cas, la remarque de M. Verneuil est absolument vraie; son pronostic véritablement fâcheux est rigoureusement exact, l'impuissance thérapeutique est à peu près absolue, et les reconstituants les plus fermes, comme les stimulants les plus énergiques, sont restés entièrement inefficaces jusqu'ici.

VI. — Communication de M. Verneuil.

Séance du 3 janvier 1871.

Je prie mes collègues de recevoir mes remercîments pour la bienveillante attention qu'ils ont accordée à ma lecture et pour l'empressement avec lequel quelques-uns d'entre eux ont déjà répondu à mon appel.

Bien qu'il s'agisse du pronostic des lésions traumatiques, c'est-à-dire d'un point purement chirurgical en apparence, MM. Hardy et Gubler sont intervenus dès le commencement du débat, comprenant, comme moi, que la question ne saurait être scindée, et que, pour la résoudre, il ne faut pas moins que le concours de toutes les lumières réunies dans cette enceinte.

Trop longtemps les maladies générales, les états constitutionnels, les diathèses ont été étudiés à des points de vue étroits, tantôt par les médecins, tantôt par les chirurgiens. Au lieu de combiner leurs efforts, les pathologistes ne sont arrivés qu'à un dualisme infécond et au morcellement des grandes unités pathologiques. Il appartient aux sociétés savantes composées encyclopédiquement de rétablir cette unité, et c'est dans ce but que je me suis adressé à vous.

Je suis tellement désireux d'agrandir le cercle, que je compte interpeller encore nos collègues les médecins, MM. Hardy et Gubler n'ayant abordé qu'un côté restreint du problème, le *delirium tremens*, c'est-à-dire les phénomènes réactionnels du côté du cerveau. A coup sûr, je serais heureux d'avoir appris d'eux à traiter convenablement ce symptôme redoutable, mais je ne pourrais me déclarer satisfait; il me faut davantage. Les manifestations de l'alcoolisme étant variées et éclatant dans tous les organes, dans tous les appareils, je demande, pour lutter contre elles, des instructions générales, des règles, une méthode thérapeutique ou, pour le moins, une médication sinon spécifique, au moins rationnelle. Je réclame contre l'alcoolisme quelque chose de comparable à ce que nous possédons contre la syphilis, la scrofule, le paludisme, l'arthritisme, etc. Alors seulement je pourrai, tout en restant dans ma sphère chirurgicale, lutter contre les embarras que me suscite à toute heure ce funeste empoisonnement ; alors je pourrai associer les mesures hygiéniques et les ressources pharmaceutiques aux richesses de la thérapeutique opératoire, soit que l'alcoolique se trouve inopinément surpris par une blessure, soit qu'il ait à subir une mutilation préméditée.

Jusque-là, suivant mon devoir et mon droit, j'accuserai l'impuissance de l'art et la stérilité de la science; et croyez bien, messieurs, que mes exigences ne sont ni exorbitantes ni irréalisables à priori.

Qu'un scrofuleux, un syphilitique, un goutteux, un paludique, un diabétique, soit blessé ou vienne réclamer une opération utile et indiquée, nous ne nous contenterons pas d'ouvrir notre trousse et d'exercer notre dextérité manuelle, nous nous empresserons d'instituer au plus vite une médication appropriée pour prévenir ou combattre des accidents prévus et pour mener à bien l'entreprise locale. Serait-il donc impossible d'obtenir le même résultat chez les alcooliques?

Voilà la question, je vous prie de la résoudre, content, pour ma part, si j'ai su la poser clairement.

Ceci dit, je vais répondre à mes honorés collègues. Un mot très-court d'abord sur la question historique. M. Hardy rappelle en passant que depuis longtemps M. Tardieu avait signalé la gravité spéciale des blessures chez les sujets en état d'ivresse. Je n'ignorais point ce détail, pareille remarque remontant même à une époque assez reculée. En désignant à votre attention la thèse de mon élève et ami M. Péronne, je me croyais dispensé de reproduire les citations très-longues qui s'y trouvent. Je savais même que plusieurs chirurgiens contemporains ont sur l'influence de l'alcoolisme des idées fort analogues aux miennes, et sans doute fort antérieures. Mais, impatient de voir une vérité aussi incontestable tarder autant à se produire au grand jour dans nos livres, je suis venu tout droit à cette tribune pour la formuler dogmatiquement et lui donner enfin droit de domicile dans la science.

Un autre argument de M. Hardy m'a plus impressionné, car il pose en quelque sorte la question préalable. Avant de discourir sur la gravité particulière des lésions traumatiques chez les alcooliques, il serait bon de s'assurer que cette gravité existe réellement.

Or, M. Hardy incline à croire que mes craintes sont exagérées. Il a observé bien souvent le délire et ses formes variées chez des sujets atteints de pneumonie, de variole, d'érysipèle, etc. Il reconnaît que la coïncidence de ces affections avec l'alcoolisme constitue un fait sérieux et implique un pronostic défavorable ; mais il a obtenu en somme, dans ces conditions mauvaises, un grand nombre de succès.

Sans doute M. Hardy pense qu'une variole est tout aussi grave qu'une plaie, et que si un pneumonique ivrogne se sauve, un alcoolique blessé peut tout aussi bien guérir. Je pourrais répondre en invoquant les dangers de l'induction quand il s'agit de faits d'ordre différent ; je pourrais citer à M. Hardy plusieurs affections, comme l'érysipèle, le tétanos, la phlébite, évidemment moins graves lorsqu'elles naissent spontanément que lorsqu'elles succèdent à des blessures ; mais comme il s'agit d'une question de fait, je préfère en appeler à mes collègues les chirurgiens, qui décideront du sort et de la valeur de ma proposition fondamentale. J'ai déjà, de mon côté, M. Tardieu, puis M. Gosselin, et j'attends de nouveaux témoignages.

M. Hardy attribue ses succès, dans les cas de *delirium tremens*, à l'emploi du vin et des boissons alcooliques, ce qui nous conduit directement à examiner la nature de ce symptôme, que j'avais sinon négligé, au moins confondu dans la masse commune des manifestations multiples de l'alcoolisme.

M. Gubler, de son côté, ayant traité le même sujet, je

suivrai résolûment mes collègues sur le terrain qu'ils ont choisi.

Je laisserai de côté tout ce qui est relatif à la description, à la marche, au diagnostic du délire ébrieux ; je ne m'occuperai pas davantage de savoir s'il s'accompagne d'anémie, de congestion ou d'inflammation cérébrales, s'il est un indice d'irritation ou d'asthénie, etc. Je serai bref sur ses formes et son pronostic, et chercherai seulement les conditions qui favorisent son développement.

M. Hardy adopte, peut-être exclusivement, une opinion déjà ancienne qui attribue l'explosion du délire à la privation subite et complète des boissons alcooliques; produit par la suppression d'un excitant devenu normal, ce délire serait sans doute comparable à celui que provoque l'inanition ou un régime insuffisant pendant la convalescence; la diète alcoolique agirait comme la diète alimentaire. Cette hypothèse prend de la consistance quand on remarque que l'agitation cérébrale survient d'ordinaire trois ou quatre jours après le début de l'affection aiguë principale, et qu'elle cède souvent à première réquisition, grâce à l'ingestion d'une certaine quantité de vin ou d'un composé alcoolique, tout comme le délire *à stomaco vacuo* s'évanouit à l'aide de quelques aliments bien choisis.

S'il est vrai que la privation de l'opium et du haschish engendrent les mêmes symptômes délirants, je veux bien admettre cette cause et croire même qu'elle était fréquente jadis, en 1820 par exemple, du temps où Chomel écrivait; mais aujourd'hui, comme explication générale, elle ne saurait résister devant les faits suivants, qu'on observe chaque jour dans nos services de chirurgie :

1° Le délire chez nos blessés se montre parfois, il est vrai, le troisième ou le quatrième jour, mais souvent douze, quinze, vingt-quatre heures après l'accident, alors que la privation n'a pu produire ses effets.

2° Il manque chez un très-grand nombre de blessés soumis pour une cause quelconque à un régime assez sévère.

3° Il se montre chez d'autres qui, atteints d'une blessure

légère, continuent à boire du vin dans une proportion raisonnable.

4° Un sujet blessé en état d'ivresse a plus de chance d'être atteint de délire, et surtout de délire précoce, que s'il était lors de l'accident dans une période de tempérance, ce qui concorde avec cette donnée, bien établie, que le délire ébrieux spontané éclate très-souvent après un excès alcoolique, et devient de plus en plus rare chez les ivrognes qui essayent de se corriger. A quoi j'ajoute que si la théorie de la privation passagère était exacte, loin de prêcher la sobriété, nous devrions préconiser la culture méthodique ou au moins périodique de l'ivresse.

Mais rentrons sur le terrain pratique.

Un blessé étant donné, devons-nous l'abreuver de vin et d'alcool pour prévenir le délire ou pour le combattre? Abreuver va paraître une exagération, mais si l'on songe qu'avec la réforme, très-utile du reste, introduite depuis quelques années dans le régime des blessés et opérés la diète alcoolique complète est fort rare, que chaque malade reçoit une ration vraiment suffisante d'un vin de bonne qualité, que nonobstant le *delirium tremens* se montre très-fréquent; on arrive à se demander si l'on doit suspendre absolument ou décupler au contraire les doses d'un agent qui paraît agir d'une façon si irrégulière.

Au reste, je puis rappeler à M. Hardy que la question de l'usage et de l'abstinence du vin chez les blessés est posée depuis l'antiquité; pour preuve, j'ouvre Guy de Chauliac (1):

« Le régime de viure de tous les blessez et de ceux qui ont de grandes contusions durant tout le commancement et iusques au septième jour..... doit estre rafraischissant, déssechant, sobre,..... on leur deffendra de boire du vin pur. Ils mangeront des chairs faciles à digérer.... arrosées d'eau rose. Lorsque les blessez ne seront plus en danger ils reprendront leur train, ils pourront boire du vin qui ne soit

(1) Chapitre intitulé : *Du régime de vivre des blessés;* traité III, *Des plaies*, p. 47, édit. Mingelousaux.

pas fumeus..... ce regime est utile et il le faut ordonner aux blessez d'où vient que Galien, Rhasis, Avicenne, Brun, Guillaume et Lanfranc le recommandent extrêmement. Il n'y a que Théodoric qui ait esté fort indulgent pour l'vsage du vin et des autres aliments chauds, mais ie m'estonne bien fort de Henry qui ayant esté élevé parmy les médecins de Paris a pourtant approuvé et suivy cette méthode. Ie ne suis pas surpris de l'Anglois parce qu'il n'a rien dit que ce qu'il a pris de Henry ; la raison qu'ils allèguent de leur procédé ne vaut rien. Il faut, disent-ils, fortifier les malades et restablir leurs forces. Galien pourtant dit le contraire, etc.»

Depuis cette époque, les dissidences n'ont pas cessé, comme on peut le constater en lisant les classiques et les recueils d'observations.

Dans ma jeunesse, à quelques années de distance, j'ai suivi deux pratiques extrêmes : celle de Lisfranc qui soumettait ses opérés à une diète rigoureuse, et celle de Ph. Boyer qui les nourrissait généreusement. Plus tard, j'ai pu me convaincre qu'il y avait exagération de part et d'autre et qu'il fallait pour le vin, comme pour tout autre agent, admettre des indications positives et négatives.

J'ai vu ce liquide déterminer souvent des vomissements et n'être toléré que vers le troisième ou quatrième jour. En revanche, j'ai arrêté des vomissements opiniâtres avec le rhum et le vin mousseux.

Lorsqu'il existe un état saburral ou une dyspepsie si commune chez les ivrognes, le vin est mal toléré ; parfois les blessés le prennent avec plaisir, mais sans bénéfice, car il n'éteint pas la soif, sèche la langue et perpétue l'anorexie. On ne saurait davantage le prescrire quand l'accident est survenu pendant un accès d'ivresse suivi d'une réaction qui dure souvent plus de vingt-quatre heures ; ou bien encore quand le chloroforme laisse à sa suite des nausées, du malaise et de la céphalalgie. Par contre, j'ai vu le vin faire des miracles, mais chez des sujets qui n'étaient rien moins qu'alcooliques.

Je ne citerai que deux exemples :

Une jeune Américaine de quinze ans eut le pied violemment contus par une forte pièce de bois; au quatrième jour, l'amputation de la jambe devint indispensable pour arrêter les progrès d'une inflammation phlegmoneuse envahissante. Il existait au moment de l'opération un état général d'adynamie très-prononcé, qui continua les jours suivants et qu'aggravaient des vomissements incessants; l'état local n'était pas plus rassurant. Un oncle de la petite opérée, ayant longtemps pratiqué en Amérique, me proposa d'administrer le vin de Champagne; j'y consentis sans fixer la dose; or, dès le premier jour, il en fut pris près de deux bouteilles à titre de tisane. Le changement favorable était déjà très-marqué après vingt-quatre heures. La dose quotidienne d'une bouteille fut continuée pendant près d'une semaine, au bout de laquelle la guérison entra en bonne voie et s'y maintint jusqu'au bout.

Quelques mois plus tard, je reçus à l'hôpital Lariboisière un tout jeune enfant qui, imprudemment monté derrière une voiture, s'était laissé choir et fait à la cuisse droite une lésion très-grave (décollement de l'épiphyse inférieure du fémur avec large déchirure dans le creux poplité et issue de la diaphyse au dehors).

L'amputation fut pratiquée; au bout de quelques jours passés sans incident notable, survint un état d'adynamie avec tendance continuelle au sommeil; une bouteille de champagne administrée en deux jours produisit d'excellents effets.

Ces deux exemples paraissent étrangers à la question, puisque, au lieu d'excitation cérébrale, mes deux jeunes sujets présentaient un état de dépression marqué; c'est à dessein cependant que je les cite, parce qu'ils prouvent l'efficacité de la stimulation alcoolique dans les cas d'adynamie : notion dont nous tirerons parti tout à l'heure.

Il est possible que, ébranlé par ces arguments, M. Hardy renonce à sa théorie étiologique du *delirium tremens* et n'en poursuive point en pratique les conséquences nécessaires; mais, me voyant lancé dans le champ des explications, il pourrait bien me demander comment, à mon tour, j'interprête les succès indéniables qu'il a obtenus. Je lui répondrai qu'en effet les préparations alcooliques rendent de grands services, sans pour cela être considérées comme spécifiques (ce qu'exigerait la théorie de la privation de l'excitant). En effet, bien d'autres préparations ont fait leur preuve contre le délire ébrieux. Ainsi l'opium, la digitale, le bromure de potassium, le chloral, le tartre stibié, etc. Il n'est pas jusqu'à l'expectation franche ou déguisée qui ne compte des succès, puisqu'il n'est pas rare de voir ce symptôme abandonné à lui-même cesser spontanément au bout de deux ou trois jours.

La réussite d'agents si divers, empruntés à tous les cadres de la matière médicale, ne peut se comprendre qu'à la condition de reconnaître au délire plusieurs causes ou plusieurs mécanismes.

C'est donc à la détermination des formes de ce symptôme que je vais apporter tous mes soins.

Ici, je suis précédé par M. Gubler ; vous l'avez vu s'efforcer d'établir au moins deux variétés. Dans l'une, il ne s'agirait que d'une simple névrose ; dans l'autre, l'appareil vasculaire du cerveau serait turgescent et tout prêt à fournir l'exsudation inflammatoire. Dans le premier cas, l'opium et ses congénères seraient indiqués ; dans le second, il faudrait faire contracter les capillaires et arrêter le processus inflammatoire naissant ou réalisé déjà.

Fondée sur l'anatomie pathologique, cette distinction utile à la thérapeutique sert encore à expliquer le pronostic si variable du délire. Cependant, je demande à mon excellent ami de ne pas la prendre pour base et, conformément à mon programme de m'attacher de préférence à la pathogénie qui, suivant moi et dans l'espèce, conduit plus sûrement aux déductions pratiques.

Si je rentre sur le terrain chirurgical, un premier fait se montre irrécusable : la fréquence du *delirium tremens* après une lésion traumatique ; fréquence telle qu'il est impossible de n'y pas voir une relation de cause à effet.

Un homme entre dans les salles pour une contusion du membre inférieur, il est pris de délire ébrieux ; revenu à lui, il raconte qu'il a divagué de la même manière, plusieurs années auparavant, à l'occasion d'une fracture simple de la jambe.

Un malade qui fait le sujet des observations XI et XVI de la thèse de M. Péronne, entre une première fois dans mon service, le 26 février, pour une fracture du rocher. C'est un buveur d'absinthe; il est pris dans les jours suivants de sub-délirium tranquille, puis de *delirium tremens,* enfin d'attaques épileptiformes. L'opium, le bromure de potassium font promptement justice de ces accidents ; l'usage persévérant du dernier médicament arrive à prévenir le retour des accès. Le 1er octobre, nouvelles contusions du cuir chevelu, du sourcil, du bras gauche; retour presque soudain des attaques épileptiformes avec délire et symptômes de manie. Il est inutile d'insister sur un fait que personne ne conteste, mais on peut toutefois se demander comment une lésion siégeant au bras ou à la jambe, vient réagir sur le cerveau; car, pour éviter toute confusion, il convient de mettre à part les cas où la violence porte sur la tête elle-même.

Les anciens auraient invoqué la sympathie; il n'y a pas si longtemps qu'on admettait encore une relation problématique entre les plaies de tête et les abcès du foie. Mais aujourd'hui nous sommes plus exigeants; l'énoncé banal de la sympathie ne nous suffit pas, surtout si nous devons l'accepter entre la malléole externe et les hémisphères cérébraux. Il nous faudrait d'ailleurs la reconnaître partout, puisque toutes les lésions périphériques et profondes peuvent, sans exception, provoquer chez les alcooliques l'apparition du délire ébrieux.

Pour sortir d'embarras, rappelons une grande loi de pathologie générale : lorsque chez un sujet atteint d'une lésion primitivement locale, on voit survenir des lésions secondaires ou des troubles fonctionnels dans un organe éloigné et appartenant à un appareil différent, l'action à distance ne comporte que deux explications : la transmission par le sang ou l'irradiation par les nerfs. Au lieu donc d'invoquer une affinité mystérieuse, il faut chercher lequel des deux grands vecteurs organiques est mis en cause : le système vasculaire ou le système nerveux.

Est-il possible d'expliquer à l'aide de la loi précédente l'apparition du délire après les lésions traumatiques et d'en admettre même deux variétés : l'une imputable à une altération du sang, l'autre à une action désordonnée des nerfs?

Je réponds par l'affirmative. Pour le prouver, il suffit de démontrer que les susdites lésions peuvent modifier la composition du sang et provoquer des manifestations indirectes de l'action nerveuse.

L'altération du sang consécutive aux lésions traumatiques n'a pas besoin d'être discutée; sans être constante heureusement, elle peut toujours se produire lorsque le foyer de la blessure est envahi par l'inflammation, la suppuration ou la gangrène. Le cas est très-commun dans les plaies ouvertes ou dans les plaies cachées en communication avec les cavités et réservoirs internes. Si les fluides délétères engendrés dans ce foyer sont absorbés, il y a fatalement altération du sang indiquée nettement par un ensemble de symptômes connu sous le nom de fièvre traumatique, fièvre de suppuration et qu'on désignerait plus brièvement et plus scientifiquement par le mot de septicémie traumatique.

Or, la septicémie traumatique se range dans le cadre nosologique tout à côté des pyrexies, des maladies typhiques, infectieuses, contagieuses et virulentes, c'est-à-dire de toutes celles qui s'accompagnent très-communément de délire. Ce symptôme dans nos services de chirurgie se montre à chaque instant dans l'érysipèle, l'angéioleucite, le phlegmon diffus, la gangrène, la pustule maligne, les piqûres anatomiques, la périostite phlegmoneuse, les grandes contusions et les larges blessures; toutes les fois, en un mot, que sur un point de l'économie se trouve un foyer putride ancien ou récent.

L'ivrogne, en tant que blessé ordinaire, aurait donc

chance de délirer tout comme un autre ; mais il est aisé de comprendre pourquoi il délire plus qu'un autre, quand on observe ce qui se passe chez lui au niveau de la blessure. Plus tard, en répondant à M. Gosselin, j'examinerai la marche du travail réparateur chez l'alcoolique et je montrerai toutes les imperfections de ce travail ; je me contente pour le moment d'affirmer que tout, dans le foyer traumatique, semble concourir à la production des produits délétères septiques, inflammatoires ou gangréneux et à leur facile introduction dans le torrent circulatoire.

Je reste donc convaincu que dans un grand nombre de cas le délire chez les alcooliques est de nature septicémique ou infectieuse et qu'il traduit une altération profonde du sang.

Quant à la fréquence très-grande et à la gravité spéciale du symptôme chez les sujets qui nous occupent, elle pourrait s'expliquer encore par d'autres causes que l'anomalie du travail réparateur. L'état particulier du sang avant la blessure, les lésions latentes du cerveau et des membranes jouent sans doute un rôle adjuvant, mais je n'y insiste pas faute de preuves suffisantes.

Si cette première variété de délire est admise, si elle peut être diagnostiquée, nous avons un guide pour le traitement. C'est par les toniques, les excitants, les stimulants diffusibles que nous devons procéder ; les stupéfiants, l'opium à haute dose, les émissions sanguines ne pourraient conduire qu'à des désastres. Le sulfate de quinine, le quinquina en nature, le vin, l'alcool et les diverses teintures stimulantes promettent beaucoup plus. J'ai administré avec succès, en quelques cas, la potion de Todd et M. Hardy peut voir ainsi que je n'ai réellement combattu que sa théorie étiologique sans récuser l'excellence des moyens qu'il préconise.

Malheureusement, le traitement cordial et stimulant n'est pas héroïque, car le délire n'est qu'un symptôme de cet état très-complexe de l'économie que présentent les ivrognes. Les complications gastriques sont malheureusement très-fréquentes chez eux et s'accommodent mal de l'alcool, du quinquina à haute dose, et, en général, d'une médication trop excitante. Le délire cesse, mais l'adynamie lui succède avec la sécheresse de la langue, la constipation, l'anorexie absolue, la soif intense jusqu'à ce que la mort termine le drame. On navigue donc au milieu d'écueils, on évite Charybde et l'on se brise sur Scylla.

L'altération du sang par des produits puisés dans la plaie explique convenablement le délire quand celui-ci se montre vers le troisième jour et plus tard, quand il coïncide avec la fièvre traumatique primitive et secondaire, avec élévation de la température et l'accélération du pouls; mais il est impossible de reconnaître les mêmes conditions pathogénétiques dans d'autres cas qui sont loin d'être rares.

Le délire éclate à la suite de blessures ouvertes, peu d'heures après l'accident, alors qu'aucun produit septique n'a pu être absorbé ni même engendré. Il se développe encore après des lésions traumatiques sous-cutanées fort simples: contusions, entorses, fractures ne s'accompagnant d'aucune inflammation locale, d'aucune altération possible du sang.

L'action à distance sur le cerveau ne peut alors se concevoir que par l'intermédiaire du système nerveux.

Monneret a très-nettement conçu et formulé l'explication dans le passage suivant : « Le délire sympathique qui se déclare si facilement chez les ivrognes à l'occasion d'une blessure, d'une fracture, d'une pneumonie ne peut être expliqué que par l'irritabilité plus grande du cerveau et de la moelle, et la mise en jeu du pouvoir réflexe. On comprend que l'opium puisse calmer et guérir ce trouble psychique » (1).

J'adopte entièrement cette manière de voir, d'abord parce que je ne puis trouver d'autre interprétation aux faits spécifiés plus haut, et qu'ensuite elle s'accorde merveilleusement avec une série très-nombreuse de phénomènes consécutifs aux lésions traumatiques et qu'on n'a pas jusqu'à ce jour étudiés avec assez de soin.

Je vais donc me permettre de faire une nouvelle excursion dans le champ de la pathologie générale.

(1) Monneret, *Pathologie générale*, t. III, p. 49.

Les lésions traumatiques, à leur début, sont à coup sûr des affections locales, et peuvent rester telles pendant toute leur durée, mais très-souvent aussi elles entraînent la perturbation de l'économie tout entière; on leur décrit donc des phénomènes et des accidents locaux, des phénomènes et des accidents généraux. Entre ces deux séries classiques s'en interposent encore deux autres : les phénomènes et accidents de voisinage que je laisserai de côté, les phénomènes et accidents à distance qu'on n'a pas jugé à propos de décrire isolément et qui pourtant ne rentrent dans aucune des catégories précédentes. Pour en donner une idée, il suffit d'en citer quelques-uns : la syncope, le frisson, le vomissement, le hoquet, l'émission involontaire des urines et des fèces, les spasmes traumatiques, les attaques épileptiques ou éclamptiques, certaines douleurs situées hors de la sphère anatomique de la région blessée, etc.

L'observation fixée sur ce point permet d'affirmer qu'aucun organe n'est soustrait à ces retentissements lointains qui se traduisent d'ordinaire sous forme de contractions musculaires, de congestions viscérales ou de flux sécrétoires avec ou sans modifications chimiques. Tous ces troubles peuvent apparaître et disparaître subitement sans provoquer de mouvement fébrile et sans intéresser le moins du monde les organes voisins. Ils offrent la plus complète similitude avec les phénomènes dits réflexes que l'on étudie tous les jours expérimentalement. Une chose même me surprend : c'est à l'aide de lésions traumatiques pratiquées sur les animaux qu'on a étudié à fond l'action réflexe, et les chirurgiens qui passent leur vie à observer et créer des lésions du même genre n'ont pas songé à en récapituler les résultats, ne fût-ce que pour les comparer à ceux qu'on constate dans les laboratoires.

Quoi qu'il en soit, revenons au délire : peut-il naître par action réflexe? La chose à mes yeux n'est pas douteuse. On ne voit pas d'abord pourquoi l'encéphale échapperait à la loi générale établie plus haut. Ensuite, l'existence des troubles fonctionnels de cet organe ou névroses cérébrales n'est point contestable, et enfin les caractères mêmes du délire en certains cas confirment absolument l'hypothèse.

En effet, on le voit apparaître subitement, de très-bonne heure ou très-tardivement, et s'évanouir sans laisser de trace. Il se montre souvent à heure fixe, la nuit, pour cesser totalement le matin, attestant ainsi, ne serait-ce que par son intermittence, la nature essentiellement temporaire de sa cause. Enfin, il récidive sous des influences précises sans troubler notablement la santé générale et parfois sans provoquer la moindre fièvre.

Pour tous ces motifs, j'admets chez les alcooliques une forme de délire réflexe très-différente du délire septicémique, beaucoup moins grave, très-susceptible de guérison spontanée et cédant sans peine à des agents comme l'opium, le bromure de potassium ou le chloral, qui tous ont sur les actions réflexes, en général, une influence absolument démontrée.

La dernière phrase me dispense d'insister sur la thérapeutique qui convient à cette forme, la nature du mal dictant au chirurgien le choix des médicaments.

Je ne voudrais pas quitter ce sujet sans dire explicitement qu'en admettant deux formes de délire ébrieux souvent distinctes et isolées, je reconnais la possibilité de leur association ; il ne me répugne nullement de croire que le *delirium tremens* né sous l'influence réflexe peut se continuer et s'aggraver par l'altération septicémique du sang. Cette métamorphose que je crois avoir constatée exige un revirement dans la médication, et c'est pour cela que j'en parle.

Il est tout aussi certain qu'une congestion réflexe prolongée et une série de congestions récidivant à courte échéance peuvent changer en altération grave du parenchyme nerveux, la simple réplétion de son appareil vasculaire. Ceci explique encore la gravité du *delirium tremens* chez les ivrognes dont l'encéphale est de longue date plus ou moins altéré.

Sans doute, messieurs, vous trouverez que j'ai été bien prolixe et que je suis sorti des limites de ma compétence en discutant un sujet de médecine qui ne saurait m'être familier. J'accepte d'avance toutes les rectifications et toutes les objections ; j'ai voulu seulement, comme M. Gubler, protester contre une pratique dite *médecine des symptômes* et qui voudrait opposer partout et toujours une sorte de spécifique à chaque manifestation morbide. Il n'y a guère plus d'antidote qu'il n'y a de symptôme pathognomonique. Il n'y a que des phénomènes morbides à cause le plus souvent multiple, et qu'on ne peut combattre franchement qu'en tenant compte de leur origine première.

Conclusions. — 1° Le *delirium tremens* se développe très-souvent après les lésions traumatiques et comporte alors un pronostic sérieux.

2° La diète alcoolique ne saurait expliquer ni cette fréquence ni cette gravité dont il faut rechercher surtout les causes dans le siége, le genre et les phases de la blessure.

3° Celle-ci peut troubler les fonctions cérébrales par des mécanismes divers. Directement quand la violence atteint la boîte crânienne et son contenu. Indirectement et suivant deux modes : 1° par l'intermédiaire du sang altéré quantitativement et qualitativement. Il y a délire par anémie ou par infection ; 2° par l'entremise du système nerveux dont l'irritation partie du point blessé arrive au centre et provoque un délire réflexe. Cette variété qu'on conteste à tort est facile à démontrer.

4° Ces trois causes déterminantes impriment au délire des caractères particuliers autorisant à admettre trois formes qui, distinctes sans doute sous le rapport anatomo-pathologique, le sont assurément au point de vue du pronostic. Les intérêts de la thérapeutique exigent que ces formes et leur association soient reconnues au lit du malade, ce qui est le plus souvent praticable.

5° Il n'existe pas de remède spécifique contre le *delirium tremens*. Le traitement doit varier suivant les formes du symptôme et l'état présumé du cerveau et des autres organes de l'économie. Les agents qui ont le plus promis et tenu et qui, administrés avec discernement, réussissent le mieux sont : l'alcool et ses dérivés, les toniques et les stimulants en cas de délire infectieux, l'opium, le bromure de potassium, le chloral en cas de délire réflexe. Lorsque ce dernier est léger, l'expectation peut suffire.

6° D'autres moyens encore : le tartre stibié, les purgatifs, la digitale, les antiphlogistiques locaux ; les révulsifs eux-mêmes seront utiles si l'état du cerveau et de ses enveloppes, et celui des autres grands viscères en indiquent l'emploi.

VII. — Communication de M. Verneuil.

Séance du 10 janvier 1871.

Les deux dernières séances de l'Académie ont été bonnes pour ma cause à un double point de vue. MM. Gosselin et Béhier proclament d'abord, comme moi, la gravité du pronostic chez les alcooliques pris d'une affection intercurrente médicale ou traumatique ; de plus, ils cherchent à expliquer cette gravité, répondant ainsi à l'une des questions les plus pressantes posées dans ma première communication. La pathogénie des accidents a donc été résolument abordée dans son ensemble, et il faut s'en applaudir, car, si nous avons une chance quelconque de modifier le pronostic dès aujourd'hui ou seulement dans l'avenir, c'est uniquement par la connaissance exacte des causes et du mode de production des accidents susdits. Toute tentative dans cette direction doit donc être accueillie avec empressement, alors même qu'elle revêtirait la forme hypothétique peu goûtée de nos jours et qui n'est pas à mépriser, cependant, quand elle est un acheminement vers la vérité démontrée.

M. Gosselin a risqué timidement une explication, M. Béhier est allé plus loin et s'est montré plus affirmatif. Le premier a invoqué un état particulier de l'économie, la *sénilité précoce* ; le second a récapitulé les lésions élémentaires constatées chez les alcooliques par les anatomo-pathologistes modernes. Tous deux, en somme, ont fait un pas en avant.

On s'accorde à dire que l'organisme des ivrognes est mauvais, mais il faut savoir en quoi il pèche et comment ses défectuosités peuvent imprimer une marche fatale aux lésions intercurrentes, accidentelles et spontanées.

La sénilité précoce de M. Gosselin, la sclérose et la stéatose de M. Béhier ne sont peut-être pas les derniers mots du problème. Mais ces hypothèses ont au moins le mérite de fixer le lieu réel où nous devons établir le champ clos.

En félicitant mes collègues de leurs tentatives, je plaide d'avance ma cause et les circonstances atténuantes : car, à mon tour et à leur suite, je vais m'engager sur un terrain que je reconnais peu solide, celui des interprétations. Nous sommes à un âge de la science médicale où la plupart des constatations cliniques étant faites à l'aide d'une observation sagace et rigoureuse, il faut, bon gré mal gré, chercher la théorie des faits. Le naufrage des systèmes passés ne doit pas nous effrayer outre mesure et nous détourner du but. Il faut seulement nous embarquer sur de meilleurs navires et nous munir de boussoles plus sûres.

J'ai dit plus haut que M. Gosselin s'était montré timide ; je lui fais en réalité ce léger reproche. Après avoir étendu plus que moi-même le cercle de la question et annoncé que, d'après son expérience, l'alcoolisme rendait plus graves toutes les suppurations diffuses, les affections des voies urinaires et les lésions même légères de l'encéphale ; après avoir, en parlant des opérations, déclaré que les plus minimes d'entre elles lui inspiraient des appréhensions lorsqu'il devait les pratiquer chez les sujets adonnés aux boissons spiritueuses, il manifeste, à propos des grandes blessures et des opérations majeures, des doutes qui me surprennent ; là où il aurait pu conclure du petit au grand, il hésite et voici pourquoi :

Les blessures graves, les fractures compliquées, par exemple, et les grandes opérations entraînent si souvent la mort dans nos hôpitaux qu'on ne saurait dire quelle part y prend l'alcoolisme ; en d'autres termes, il faudrait à M. Gosselin des observations nombreuses qu'il ne possède pas pour affirmer que les alcooliques fournissent un contingent de revers plus considérable que les autres sujets.

Je ne puis comparer mon expérience à celle de M. Gosselin, toutefois une année de remplacement à l'hôpital Saint-Louis et près de six ans d'exercice à l'hôpital Lariboisière m'autorisent à conclure plus hardiment.

La mortalité des blessés et des opérés est fort grande dans ces deux établissements, dont l'un est si mal à propos considéré comme modèle. Mais elle est inégalement répartie suivant les époques et les phases de l'état sanitaire général. Nos salles ne sont pas toujours au même degré d'insalubrité; toutes choses égales d'ailleurs, on y meurt beaucoup plus au printemps qu'en automne. A la manière des maternités, elles sont de temps à autre envahies par des épidémies d'érysipèle et de pyohémie, auquel cas la plupart des blessés légers ou graves, sans distinction d'état organique individuel, peuvent être atteints par le fléau et succomber.

Mais hors de ces périodes néfastes, la mort est sporadique et choisit en quelque sorte ses victimes. Le pronostic dépend beaucoup moins du milieu que de la nature de la lésion et de la constitution du sujet. C'est dans ces conditions qu'il m'a été possible de reconnaître et de dégager l'inconnue qui fait l'objet de notre débat.

J'ai observé un bon nombre de fractures compliquées; chez les sujets réellement sains, j'ai obtenu une moyenne très-satisfaisante de succès à l'aide de l'occlusion, des appareils perfectionnés ou des appareils ordinaires très-minutieusement surveillés, des pansements multipliés, du drainage et enfin des grandes opérations, amputations ou résections primitives ou secondaires. Je trouve dans mes notes trois fractures de cuisse compliquées de plaie et qui ont guéri sans trace de suppuration.

En revanche, chez les alcooliques, mes efforts sont restés stériles ; c'est à peine si j'ai souvenir de deux ou trois succès obtenus à l'aide d'amputations primitives. M. Péronne a consigné dans sa thèse sept observations : il y a six morts ; le septième sujet, vigoureux, encore jeune, quarante-deux ans, amputé immédiatement et dans un petit hôpital de province, parvint à guérir malgré des complications survenues le septième jour et qui le mirent à deux doigts de sa perte.

Voilà ce que j'ai vu et voilà pourquoi, lorsque m'arrive une fracture avec plaie et que le diagnostic d'alcoolisme est établi, je porte d'emblée un pronostic très-grave qui n'est que trop souvent réalisé dans un délai prochain.

Gardez-vous de croire, messieurs, que, découragé par une longue série de revers, je laisse s'accomplir l'œuvre de destruction en spectateur impassible ; n'attendant presque rien de la nature, je lutte en désespéré et jusqu'à la dernière heure, sans me soucier même de compromettre, par des opérations hasardeuses en apparence, ma réputation de chirurgien prudent.

J'ajoute encore qu'avec un peu d'attention il est, en général, facile de reconnaître l'influence exercée par la dyscrasie organique. Atteints d'une blessure identique, l'homme sain et le diathésique peuvent mourir ou guérir, mais ils ne mourront ni ne guériront pas de la même manière. On ne voit pas un jeune sujet vigoureux et sain succomber en quarante-huit heures à une fracture de la jambe avec plaie de 2 à 3 centimètres. La mort pour l'atteindre exige plus de temps et entraîne, si je puis ainsi dire, plus de formalités pathologiques. En revanche, un diathésique amputé peut survivre, mais on constatera presque toujours quelque complication du côté de la plaie. Pour ne citer qu'un détail, je ne crois pas avoir jamais vu un succès de la réunion immédiate. Loin d'abréger la guérison, cette pratique si précieuse, en certain cas, m'a paru périlleuse en ce qu'elle provoque le plus souvent l'inflammation du moignon et plus tard sa conicité. Si M. Gosselin hésite sur la question de fait, il est malheureusement trop d'accord avec moi sur l'impuissance de la thérapeutique ; il avoue loyalement que ses ressources sont à peu près nulles, et s'il ne nous parle pas des efforts qu'il a nécessairement tentés, c'est qu'ils sont restés sans nul doute inféconds.

Mais quelles sont les causes de cette gravité exceptionnelle? Ici encore notre collègue se montre circonspect. Peut-être, dit-il, il faut accuser les lésions viscérales que les médecins ont indiquées; mais pour les cas où ces lésions font défaut, on pourrait comparer les alcooliques aux vieillards qui, sans présenter d'altérations organiques manifestes, supportent mal les suppurations diffuses, les blessures et les opérations. Chez les uns et les autres, l'organisme serait impuissant à effectuer la guérison, en vertu d'une sénilité contre laquelle on n'a point encore trouvé de remède.

J'adopterais sans commentaires les vues de M. Gosselin, si elles étaient plus explicitement exposées. Trop de concision peut nuire au triomphe d'une idée juste; je me permettrai donc de développer le théorème.

Je ne pose pas la question de l'influence funeste des lésions viscérales antérieures, je la résous catégoriquement par l'affirmative.

L'alcoolisme n'est pas la seule cause qui les engendre, mais quelle que soit l'origine des désordres survenus dans les grands organes internes : foie, rein, cerveau, poumon ou tube digestif, j'affirme que leur coïncidence avec une lésion traumatique exposée imprime à cette dernière une marche le plus souvent irrégulière, toujours fâcheuse et parfois fatale.

Si contre toute probabilité, cette proposition était mise en doute, je la soutiendrais avec des faits nombreux et décisifs.

Reste seulement à expliquer comment une cirrhose, une néphrite, une stéatose hépatique ou rénale, une gastrite chronique, un épaississement des méninges, un dépôt cancéreux et tuberculeux, peuvent réagir sur une fracture de la jambe et provoquer, soit un phlegmon diffus, soit un érysipèle, une ostéomyélite ou une hémorrhagie secondaire, et aussi comment, dans des cas qui ne sont pas très-rares, on voit dans de telles conditions organiques la mort survenir en un petit nombre de jours et même d'heures, sans que la blessure présente de complications notables.

Je dois confesser ici un embarras que n'a pas dissipé M. Béhier lui-même. Il me faudrait beaucoup de temps pour dégager du chaos des hypothèses quelques clartés indécises, et pour mettre en avant soit une altération du sang que la chimie pathologique n'a pas encore précisée, soit des perversions fonctionnelles dont l'origine reste obscure et la gravité inexpliquée. En attendant que la lumière se fasse plus complète, nous devons nous déclarer provisoirement satisfaits quand une altération viscérale importante a été reconnue pendant la vie ou à l'amphithéâtre. Mais que dire quand les désordres visibles font défaut? M. Gosselin n'a pas précisé la fréquence de ces exceptions; pour ma part, je les crois fort rares, si l'on ne se contente pas des autopsies faites à l'œil nu, et si l'on fait intervenir le microscope et les réactifs chimiques. Je n'ai guère souvenance d'avoir fait l'autopsie d'un alcoolique mort violemment, sans avoir reconnu dans le foie, le rein, les membranes cérébrales ou gastriques, des lésions plus ou moins prononcées, quelquefois à la vérité bien minimes pour expliquer à elles seules la mort et même l'évolution défectueuse du travail local.

C'est pour ces cas légers ou négatifs que M. Gosselin propose l'hypothèse de la *sénilité précoce*.

Le mot est heureux et l'idée qu'il représente exacte. Il y a donc avantage à commenter l'un et à développer l'autre. Lorsque nous employons ces mots: enfance, adolescence, puberté, virilité, vieillesse, nous entendons bien représenter à leur aide un état anatomique et fonctionnel de l'organisme spécial à chacune des grandes phases de la vie. Nous savons bien que la fibre, la cellule, l'acinus, le capillaire, ne sont pas identiques morphologiquement chez l'enfant, l'adulte et le vieillard; que leur composition chimique diffère tout autant, et qu'en conséquence leurs propriétés organiques ne sauraient être égales. Pour ne citer qu'un seul exemple, nous reconnaissons que la nutrition, c'est-à-dire le double mouvement de composition et décomposition, possède une énergie et une rapidité absolument dissemblables suivant les âges.

Les éléments anatomiques du vieillard vivent à coup sûr, mais lentement comme le feu sous la cendre. Ils se forment à grand'peine, s'usent avec parcimonie et meurent comme à regret. Vienne, par accident, une déperdition subite, une usure exagérée, la réparation, qui n'est en somme qu'une annexe de la nutrition, ne sera ni assez prompte ni assez énergique; la réaction locale et générale qui l'accompagne normalement se fera attendre ou restera au-dessous de sa tâche, et la cause de destruction, ne trouvant ni barrière ni résistance, pourra envahir et ruiner l'organisme tout entier. De là l'explication très-simple de ce travail réparateur imparfait chez le vieillard blessé, de ces gangrènes partielles, de ces inflammations diffuses, de ces suppurations de mauvais aloi, de ces granulations misérables, et enfin de ces absorptions funestes que rien n'entrave et qui produisent bientôt l'adynamie.

Si l'on suivait un à un, pas à pas, les nombreux actes dont une plaie devient le siége depuis sa production jusqu'à sa terminaison par la guérison ou la mort, on pourrait expliquer, jusque dans leur moindre détail, toutes les anomalies du travail réparateur et comprendre toutes les conséquences fâcheuses qui en découlent.

Mais l'addition des années vécues n'a pas seule le triste privilége d'altérer les éléments anatomiques et de rendre la nutrition languissante. Plusieurs maladies générales réalisent plus ou moins vite les mêmes résultats, entre autres l'intoxication lente par l'alcool. La sénilité alcoolique est d'autant plus admissible que l'anatomie et la physiologie pathologiques démontrent une similitude presque complète entre l'état matériel des organes et la déchéance fonctionnelle chez le vieillard et chez l'ivrogne.

Au scalpel et au microscope, même surcharge graisseuse dans les lieux d'élection du tissu adipeux ou dans l'intimité même des éléments, même induration scléreuse en divers points, aux méninges, à la charpente fibreuse des glandes, même atrophie des éléments sécréteurs, même tendance à l'athérome artériel.

Au point de vue physiologique, l'alcool, s'il agit comme excitant, amène l'usure prématurée des organes en les provoquant à une action incessante et excessive, s'il agit au contraire comme agent d'épargne ou en retardant la désassimilation, il rend la nutrition languissante et surtout la réparation imparfaite, puisqu'elle n'a pour facteurs que des éléments anatomiques ayant déjà trop vécu pour être féconds. Dès lors, au point de vue pathologique, il devient aisé de comprendre et utile d'accepter le rapprochement ingénieux établi par M. Gosselin et que l'observation confirme pleinement (1).

Peut-être penserez-vous, messieurs, qu'il était superflu de dépenser tant de paroles pour confirmer simplement l'hypothèse de notre collègue. Un signe de tête, une marque quelconque d'assentiment eussent suffi. En me décidant à faire ce qu'en notre jeune âge nous appelions une amplification, j'ai pensé que nos discours franchissant les murs de cette enceinte allaient frapper des oreilles moins habituées que les vôtres à comprendre à demi-mot. Pour celles-là, la prolixité n'est pas inutile quand il s'agit surtout de doctrines, en somme, assez originales et trop neuves encore pour être courantes.

M. Béhier n'a pas fait autrement que moi, il n'a pas craint d'être minutieux et de chercher dans les petits faits l'interprétation des grandes choses. J'ai suivi son exemple et demande ma part dans le jugement que vous porterez sur nos tendances communes.

(1) L'affaiblissement de la mémoire, l'insomnie, l'embarras de la parole, le tremblement des extrémités, la paresse des fonctions digestives, sont communes au vieillard et à l'ivrogne. Remarquons d'ailleurs que les deux sénilités doivent souvent s'additionner ; car, bien que les accidents de l'alcoolisme puissent se montrer de bonne heure et augmentent incontestablement de fréquence avec l'âge, le plus grand nombre de faits réunis par M. Péronne et moi-même ont été observés chez des hommes entrés dans l'âge mûr.

VIII. — Communication de M. Richet.

Séance du 17 janvier 1871.

La question de l'alcoolisme portée à cette tribune par mon collègue et ami, le professeur Verneuil, n'est pas nouvelle, ainsi d'ailleurs qu'il en convient lui-même; mais ce qui est nouveau, ce qui lui appartient en propre, c'est la manière dont il l'a présentée, ce sont les considérations importantes qu'il a essayé de faire prévaloir, et surtout les déductions pratiques qu'il en a voulu tirer. En tout autre temps j'aurais probablement saisi avec empressement l'occasion qui s'offrait tout naturellement, à propos d'une discussion sur les effets de l'alcool, de préciser et de résumer, au point de vue chirurgical, ce que l'on doit entendre, selon moi, sous le nom de *delirium tremens*, une des variétés de l'alcoolisme aigu ; mais, d'une part, au milieu des préoccupations qui nous assiégent, je ne me sens pas l'esprit assez libre pour entrer dans une discussion qui demanderait de très-longs développements, et, d'autre part, M. Verneuil ayant cru devoir concentrer le débat sur les effets que peut produire l'alcoolisme chronique, je me contenterai de le suivre sur ce terrain, lequel, ainsi circonscrit, offre encore un assez vaste champ à parcourir.

Je m'abstiendrai de tous détails historiques, cependant je tiens à dire que depuis longtemps la question de l'alcoolisme chronique a préoccupé les chirurgiens cliniciens, et, si dans les traités classiques, on trouve peu de choses concernant cet important sujet, c'est que probablement la lumière n'était point faite, mais il n'en faudrait pas conclure qu'on n'y avait pas songé. Sommes-nous plus heureux aujourd'hui, et pouvons-nous espérer une solution de cette question ? C'est ce que je vais examiner avec notre savant collègue.

M. Verneuil, qui a une grande habitude d'écrire et d'enseigner la chirurgie, a parfaitement compris qu'il n'y avait qu'un seul moyen de faire accepter un point nouveau dans la science, c'était de l'établir *carrément*, sur la base solide des faits bien observés.

Il vous a donc apporté quatre observations recueillies avec soin par lui-même, ajoutant que dans la thèse de M. Péronne, son élève, il s'en trouvait *près de trente* autres, qu'on pourrait consulter avec fruit pour s'édifier plus complétement. Je connaissais, pour l'avoir non pas lu simplement, mais commenté et annoté, le travail réellement remarquable de M. Charles Péronne, qui date déjà de près d'une année, et je n'avais pas été plus convaincu par cette lecture que je ne l'avais été six mois auparavant par celle du mémoire qu'avait présenté pour le concours du prix de l'internat, dont j'étais juge, M. Michaux, un autre élève de notre collègue, non plus que par ce qu'en avait dit lui-même M. Verneuil (1). Aussi ai-je attendu que les faits nouveaux communiqués à l'Académie fussent imprimés, avant de répondre à l'invitation courtoise que nous a adressée M. Verneuil de discuter son opinion : qu'il me permette, avant tout, de le remercier de l'obligeance qu'il a mise à transmettre le texte de son observation et de l'assurer de toutes mes sympathies. Au fond, d'ailleurs, nous ne serons pas très-éloignés de nous entendre, et nos conclusions pratiques se rapprocheront beaucoup si nous différons parfois dans l'interprétation des faits.

Analysons d'abord les observations de notre collègue. Dans la première, il s'agit d'un cocher, âgé de cinquante-sept ans, qui, étant en état d'ivresse, tombe de son siége. On diagnostique une contusion du foie ou du rein droit, *les deux peut-être*, et en *raison des antécédents* on porte d'*emblée* un pronostic très-grave. Le lendemain survient une anurie; puis le malade est pris de suffocation et l'on trouve un point pneumonique à gauche. Bref, le malade succombe cinquante heures après l'accident.

A l'autopsie, on découvre un énorme épanchement sanguin autour du rein droit et de la capsule surrénale. Cette dernière, doublée de volume, contient un gros caillot et elle est déchirée à tel point qu'un morceau *flotte* au milieu de l'épanchement sanguin. Quant au rein, on découvre à sa

(1) Congrès de 1867 (*Gazette hebdomadaire* de 1868).

face postérieure une déchirure de 3 millimètres de longueur sur 4 à 5 de profondeur ; les bords en sont écartés. Le foie présente des lésions analogues, est-il dit, plus des foyers de contusions irréguliers et de dimensions qui varient entre quelques millimètres et 2 ou 3 centimètres. Fissures, déchirures et foyers interstitiels sont remplis de caillots très-noirs. Le foie, très-volumineux, a l'apparence d'un *foie gras truffé.* Point de néphrite ; dépression atrophique de la substance corticale ; un grand nombre de tubuli remplis çà et là de granulations graisseuses.

Congestion générale du poumon gauche.

Le crâne n'est pas ouvert ; il n'est pas question du cœur, ni des artères, ni de l'estomac.

M. Verneuil conclut ainsi : Contusion de viscères antérieurement altérés et altérés *évidemment* par l'alcool. Pneumonie consécutive, cause très-probable de la mort.

Il faudrait d'abord établir, autrement que par une affirmation, que les organes où siégeait la contusion étaient *évidemment* altérés par l'action antérieure de l'alcool, puis, et cela même étant admis, on ne voit pas en quoi ces altérations antérieures ont pu accélérer la mort, et par conséquent autoriser le pronostic porté d'*emblée* si grave en raison de cette circonstance. Les faits de cet ordre ne sont point fort rares en chirurgie ; chacun de nous a pu en recueillir, et, pour mon compte, je ne puis voir dans cette mort rapide et qui, en raison des lésions si graves trouvées à l'autopsie, aurait pu l'être bien davantage encore, qu'une conséquence toute naturelle d'un ébranlement aussi violent de l'organisme auquel est venue se joindre une congestion pulmonaire peut-être également provoquée par la chute. Je ne voudrais pas prétendre que l'ivresse n'y ait pas été pour quelque chose, ne fût-ce que comme cause immédiate des lésions ; mais, en bonne conscience, il ne me paraît pas impossible de mettre la mort à la charge de l'alcoolisme chronique, qui a bien d'autres méfaits, hélas ! à se reprocher sans celui-là.

La deuxième observation est intitulée : Fracture de l'humérus droit par un coup de feu ; *symptômes graves d'al-*

coolisme; mort rapide, sans complications locales apparentes.

En lisant et relisant l'observation, j'ai naturellement cherché les graves symptômes d'alcoolisme indiqués dans le titre, et je dois dire immédiatement que je ne les ai point rencontrés. D'abord, le malade nie énergiquement s'être adonné à la boisson ; il n'était point ivre au moment de l'accident. C'est l'observation qui le dit. D'ailleurs, rien dans l'examen du malade ou de la plaie qui puisse le faire soupçonner. Les détails sont ceux qu'on trouve dans toute observation de ce genre. C'est donc uniquement d'après les inductions tirées de la position sociale du blessé, de ses habitudes antérieures et du récit des personnes qui venaient le voir qu'on parvint à établir ce que j'appellerai des *soupçons d'alcoolisme.*

Cependant, ajoute l'observateur, avec le diagnostic de l'alcoolisme, *très-arrêté dans mon esprit,* je portai le pronostic le plus grave.

Néanmoins, comme on ne pouvait rester simple spectateur d'un aussi grave désordre : fracture comminutive, esquilles nombreuses, etc., la résection fut pratiquée ; mais le malade ne put réagir et succomba quarante-six heures après l'accident et trente-cinq heures après l'opération. *L'autopsie malheureusement ne put être faite.*

Certainement, quoique ces faits soient loin d'être rares. la cause de la mort n'est pas facile à reconnaître. On a dit de ces blessés qu'ils mouraient par ébranlement, par cette sorte de stupeur générale et locale tout à la fois qu'on observe si souvent à la suite des coups de feu. C'est, en d'autres termes, exprimer ou affirmer le fait sans l'expliquer. Mais de ce que nous n'avons pas d'explication plausible à présenter, s'ensuit-il que la première théorie venue puisse se les adjuger ? En quoi l'alcoolisme chronique est-il mieux fondé que les autres à réclamer ces faits de mort rapide ? Et dans le cas qui nous occupe plus particulièrement, où est la preuve de l'empoisonnement de l'économie par l'alcool ? Il n'y a que des soupçons habilement déduits de circonstances antérieures, qui effectivement ouvrent la voie à des suppositions plausibles; mais cela ne suffit pas. Quand il s'agit de *faire une preuve*, nous avons le droit d'être plus exigeants, et comme d'une part les symptômes d'alcoolisme ne sont pas bien établis, et d'autre part l'autopsie manque, nous devons écarter du débat ce fait comme le précédent.

J'arrive enfin à la troisième et à la quatrième observation. Ici ma tâche sera plus facile et la dissection, qu'on me passe l'expression, un peu moins laborieuse.

L'observation troisième se rapporte à une *fracture de l'astragale par coup de feu, extirpation de cet os, fusées purulentes, phlegmon profond, amputation au tiers supérieur de la jambe, pyohémie et mort.* Il n'est pas question des antécédents du malade, on se borne à dire qu'il a quarante-cinq ans et a reçu un coup de feu étant en maraude à Saint-Denis. Puis viennent les détails sur les symptômes présentés, parmi lesquels je ne vois à signaler que ceux ci : « La nuit a été mauvaise et troublée par des rêves *caractéristiques. B... a vu des rats descendre du plancher et courir sur son lit.* Les mains sont agitées d'un petit tremblement aussi *significatif.*» Enfin, le malade meurt, et à l'autopsie on trouve le foie et les reins assez pâles, mais *sans lésions profondes.* Des abcès métastatiques nombreux et déjà anciens dans les deux poumons établissent que la pyohémie s'était effectuée avant l'amputation.

Ainsi, ce qui ressort de la lecture de cette observation c'est que, à part les rêves soi-disant *caractéristiques* des rats qui courent sur le lit et du tremblotement des mains, qui, selon moi, s'expliquent à merveille par la pyohémie à laquelle était en proie ce malade, il n'y a rien qui soit de nature à établir l'existence de l'alcoolisme, pas plus dans les antécédents que dans l'autopsie où l'on n'a rien, absolument rien trouvé qui se rapporte à l'intoxication par l'alcool.

Dans l'observation quatrième, il s'agit *d'une fracture du condyle huméral avec plaie, phlegmon superficiel et profond, arthrite purulente, amputation, mort.*

Le malade, malgré ses dénégations, est déclaré buveur ;

et, en effet, on apprend par ses parents qu'il buvait de l'absinthe, « *en petite quantité, il est vrai* », mais que cela avait suffi pour lui donner des vertiges et de l'affaiblissement des membres. Malgré l'occlusion de la plaie, qui fut faite le jour même de l'accident, la suppuration diffuse dans les muscles du bras ainsi que l'arthrite purulente du coude, forcèrent à l'amputation du bras, pratiquée six ou huit jours après, on ne sait pas au juste ; il y a là une lacune dans le narré des faits.

Le malade succomba quatre jours après l'opération, avec persistance et aggravation des symptômes qui avaient précédé, c'est-à-dire, avec un hoquet intermittent qu'on déclare phénomène caractéristique commun à tous les buveurs d'absinthe (comme s'il n'existait pas également chez beaucoup d'autres), avec un délire tranquille et un affaissement progressif, sans souffrance.

Point d'autopsie.

Ici, encore, malgré les antécédents de la consommation de l'absinthe, *en petite quantité, il est vrai*, il est impossible de trouver les preuves d'un empoisonnement alcoolique quelconque ; à moins qu'on ne soit décidé, une fois pour toutes, à attribuer tous les accidents graves et plus ou moins rapides qui compliquent les affections chirurgicales, à cette variété de pyohémie. L'autopsie aurait pu lever les doutes, malheureusement il n'en est pas fait mention.

En résumé, la lecture attentive et réfléchie de ces quatre observations, loin d'avoir dissipé les doutes qu'avaient éveillés dans mon esprit les faits de MM. Michaux et Péronne, les a confirmés.

Il m'est impossible, en effet, de voir une relation nettement établie entre la gravité des accidents qui ont occasionné la mort dans ces quatre cas, et l'empoisonnement de l'économie et de ses différents organes par l'alcool. Bien plus, je dis que si dans la première observation, celle de la *contusion des organes viscéraux, foie et rein, à la suite de chute*, il est à la rigueur permis d'admettre qu'il y avait dégénérescence graisseuse antérieure de ces viscères par action lente de l'alcool, ces lésions sont tout à fait étrangères à la mort; dans les trois autres cas elles sont simplement inadmissibles et, par conséquent, la preuve principale du délit fait absolument défaut. Resterait d'ailleurs à établir que, dans la première observation, la dégénérescence graisseuse était bien le résultat de l'intoxication de l'alcool et non due à une autre cause. Remarquons aussi que si le malade était bien réellement atteint d'alcoolisme chronique, sa mort rapide ne doit pas être nécessairement attribuée à cette intoxication, puisque, ainsi que je l'ai dit précédemment sans me croire obligé d'y revenir, les lésions démontrées par l'autopsie suffiraient amplement pour faire périr promptement quelque constitution que ce fût.

Est-ce à dire que je veuille nier l'influence funeste des habitudes alcooliques invétérées sur la marche, le pronostic et la terminaison des affections chirurgicales? A Dieu ne plaise que je commette une pareille hérésie! Et, sur ce point du moins, je vais me trouver complétement d'accord avec mon savant et perspicace collègue. Comme lui, je crois à la funeste influence de l'intoxication alcoolique sur le résultat des opérations chirurgicales en général; comme lui, je pense qu'on ne saurait trop attirer l'attention des médecins sur ce grave sujet, seulement je me l'explique d'une autre façon. Mais avant d'entrer en matière, je tiens à constater qu'ici se termine mon rôle de critique, et qu'à mon tour je vais essayer d'interpréter les faits, rôle non moins périlleux que le précédent.

M. Verneuil pense, au moins c'est ce qui m'a paru ressortir de son travail, que les principes alcooliques en s'introduisant peu à peu, progressivement et pour ainsi dire quotidiennement dans le sang, intoxiquent les organes les plus essentiels à la vie, tels que le foie, par exemple, les reins et le système nerveux. Or, on sait maintenant que sur le foie et les reins l'action de l'alcool se manifeste par une transformation ou dégénérescence graisseuse des éléments constitutifs de ces glandes, tandis que du côté de l'encéphale les lésions s'accusent principalement par des épaississements des méninges, des plaques laiteuses, des sécrétions exagérées dans le tissu cellulaire sous-arachnoïdien, ainsi d'ailleurs que l'ont constaté tous les auteurs qui ont écrit sur l'alcoolisme chronique. Que chez un individu dont les organes sont ainsi antérieurement préparés et le sang intoxiqué, survienne une lésion chirurgicale, même légère, même de peu d'importance, il faut s'attendre, dit notre collègue, à voir éclater brusquement les accidents les plus graves, les plus insolites, conduisant même parfois rapidement les blessés à la mort, quoi qu'on fasse d'ailleurs pour les arrêter sur la pente fatale. Voilà, si je ne me trompe, la doctrine de notre savant collègue résumée en aussi peu de mots que possible. Pour qu'elle fût inattaquable, il faudrait démontrer :

1° Que tous les buveurs ou supposés tels, qui succombent ainsi rapidement à des lésions guérissables chez d'autres, ont offert à l'autopsie un ou plusieurs des caractères anatomiques signalés précédemment ;

2° Que le plus souvent, sinon constamment, alors qu'on a rencontré ces mêmes lésions chez des blessés, on avait observé pendant la vie les symptômes non douteux d'alcoolisme.

Les rapports de cause à effet et réciproquement se trouvant ainsi nettement établis, la conviction naîtrait d'elle-même dans l'esprit du lecteur. Eh bien ! c'est là ce que j'ai consciencieusement et vainement cherché dans le travail de notre collègue. Ainsi que je crois l'avoir précédemment démontré dans l'appréciation critique de ses observations, dans trois sur quatre, la preuve anatomique fait absolument défaut, et dans celle où l'on trouve la dégénérescence graisseuse du foie et du rein (le crâne n'a pas été ouvert), les symptômes observés pendant la vie n'offrent rien de caractéristique, et la mort peut être rapportée aux graves lésions abdominales, sans être obligé de recourir à l'explication un peu forcée d'alcoolisme chronique.

C'est qu'en effet ce n'est pas ainsi, selon moi, que s'établit chez les malheureux ouvriers qui peuplent nos établissement hospitaliers, ce que j'appelle depuis bien longtemps la *misère*, ou si vous aimez mieux la *dégradation physiologique*, dénomination qui correspond à celle qu'ont employée MM. Péronne et Gosselin, la *sénilité précoce*.

Tout le monde sait et tous les auteurs qui ont traité de l'alcoolisme chronique ont signalé la fréquence des vomissements glaireux ou muqueux chez les buveurs émérites, on a même donné à ce symptôme le nom de *gastrorrhée*. Ces vomissements sont produits par une sécrétion plus abondante des glandules stomacales, sécrétion qui n'est elle-même que la conséquence de l'irritation constante de la muqueuse gastrique par les liqueurs alcooliques. Cette irritation de la membrane muqueuse de l'estomac est constante chez les buveurs, et elle se traduit à l'autopsie, ainsi que le constatent tous les auteurs, par une teinte grise ardoisée de la surface, un ramollissement notable par place, avec injection plus ou moins vive du réseau sous-muqueux; parfois même on rencontre de véritables ulcérations. L'examen micrographique a fait voir dans ces cas que les glandes elles-mêmes de la muqueuse étaient augmentées de volume, réellement hypertrophiées, et que leurs parois étaient infiltrées de granulations graisseuses. J'invoquerai sur ce point d'anatomie pathologique la compétence incontestée de notre distingué collègue le professeur Verneuil.

En résumé, il existe donc chez les buveurs émérites une véritable *gastrite chronique*, variable sans doute dans son intensité et ses degrés, parfaitement établie par les nécropsies et s'accusant pendant la vie par des symptômes irrécusables. Ces symptômes sont : d'abord une excitation factice de l'appétit à laquelle succède bientôt du dégoût pour la nourriture, une véritable anorexie et plus tard une dyspepsie caractéristique connue généralement sous le nom de *dyspepsie des buveurs*. Plus l'alcool porté sur la membrane muqueuse est concentré, comme dans le gin, le vermouth ou l'absinthe, plus rapidement il produit son action délétère sur les éléments anatomiques, et c'est surtout chez les individus qui prennent les boissons à jeun, c'est-à-dire alors qu'aucun aliment ne s'oppose au contact direct de la liqueur toxique sur les parois du viscère, que s'observent les plus fâcheux effets.

Or, c'est là précisément le cas de ces malheureux ouvriers, qui pour *tuer le ver*, comme ils disent dans leur langage imagé, vont, avant l'aube, chez les marchands de vin boire de l'alcool plus ou moins déguisé sous le nom d'eau-de-vie, avant de se mettre au travail.

Cette *gastrite chronique*, car je ne puis vraiment pas lui donner un autre nom, malgré l'anathème porté depuis plus de quarante ans contre cette dénomination, cette gastrite chronique, dis-je, existe donc chez tous les buveurs à des degrés variables et détermine des dyspepsies et, comme conséquence, une réparation insuffisante, la nourriture n'étant prise qu'avec dégoût et n'étant qu'incomplétement élaborée.

Si à cette cause on ajoute que pour réveiller l'appétit, les buveurs, dans la classe du peuple, font usage des stimulants les plus énergiques, tels que le poivre, le vinaigre, le piment et le sel, qui assaisonnent toujours en excès leurs mets de prédilection, la charcuterie et la salade, on comprendra combien l'économie doit souffrir d'un pareil régime.

Tout le monde sait d'ailleurs que l'ouvrier des grandes villes, celui de Paris en particulier, est essentiellement débauché, *nopceur*, comme il dit, c'est-à-dire qu'il consomme en vingt-quatre ou quarante-huit heures le produit de son travail de cinq ou six jours, et que pendant ces heures de travail souvent épuisant, il se nourrit fort mal. Croit-on que ces soubresauts dans le régime, ces secousses, ces hauts et ces bas dans l'alimentation, ajoutés à des excès d'un autre genre, les excès vénériens par exemple, n'achèveront pas de ruiner rapidement ou de miner sourdement les constitutions les plus solides?

Telle est la population qui remplit nos hôpitaux, celle sur laquelle nous agissons chirurgicalement. Il y a lieu de se demander maintenant si c'est à l'alcool seul qu'il faut imputer les accidents si graves et si insolites qu'on observe si souvent sur ces malheureux lorsqu'ils sont atteints de lésions chirurgicales.

Il me semble que l'on peut et que l'on doit admettre deux sortes d'action de l'alcool sur l'économie :

1° Une action directe, immédiate, sur la membrane gastrique, surtout quand il est introduit à jeun ; c'est là, si l'on veut me permettre cette expression, une action *physique*, peut-être même *chimique*, analogue à celle de certains poisons, de l'arsenic par exemple ou de l'acide oxalique ;

2° Une action indirecte, générale, résultant de l'absorption de l'alcool et de son passage dans le sang qu'elle intoxique à la manière de l'éther, du chloroforme.

L'action directe, physico-chimique, produit la gastrite et ses conséquences, les dyspepsies, l'amaigrissement, l'appauvrissement du sang, l'affaissement des forces, leur usure précoce, et finalement ce que j'appelle la *misère* et la *dégradation* physiologiques.

A l'action indirecte, c'est-à-dire à l'absorption de l'alcool à son passage dans le sang et de là dans tous les organes, se rapporteraient plus spécialement les lésions de ces organes eux-mêmes se produisant lentement, c'est-à-dire la *stéatose* du foie, du rein, du cœur, la *sclérose* des méninges et de l'encéphale.

Mais, ne l'oublions pas, l'action directe sur la muqueuse gastrique suffit à elle seule pour engendrer cet état de *dégradation physiologique* qui peut déterminer comme conséquence les accidents les plus graves chez les individus atteints de blessures, et qui sont dans cet état constitutionnel. Il n'est pas besoin pour cela que leurs organes internes, que le foie ou les reins soient stéatosés, que les méninges soient épaissies, il suffit que la muqueuse stomacale soit désorganisée dans ses éléments et ne puisse plus fonctionner.

En me plaçant à ce point de vue, je m'explique un certain nombre des faits rapportés par M. Péronne et par M. Verneuil lui-même, et qui, sans cela, resteraient tout à fait incompréhensibles. Ce sont ces observations dans lesquelles on a constaté des habitudes alcooliques invétérées et des symptômes d'alcoolisme chronique, et où l'on n'a cependant rien trouvé de caractéristique dans les viscères. Qu'il me soit permis de rapporter une observation qui m'est propre et qui mettra ce point important en lumière.

Observation recueillie par M. le docteur Ténot, interne du service. — Le 2 janvier se présente à l'hôpital des Cliniques le nommé Lompré (Théophile), âgé de cinquante-cinq ans, ouvrier cordonnier.

Cet homme se chauffait sur une chaufferette; bientôt les gaz délétères qui s'échappaient l'ayant insensibilisé, il ne s'aperçut point qu'il se laissait carboniser la jambe. A son arrivée, on ne constata point qu'il fût ivre; il présentait une vaste brûlure qui s'étendait en hauteur des malléoles à la tubérosité du tibia, et qui en largeur occupait les deux tiers de la circonférence de la jambe. Dans toutes les parties atteintes, des épingles, qu'on enfonçait à la profondeur de plusieurs centimètres, ne faisaient point sourdre de sang par les piqûres; mais, en se rapprochant des limites de la brûlure, on obtenait de la sérosité sanguinolente, puis du sang dans la partie non atteinte. Là seulement le malade accusait de la douleur quand on enfonçait les épingles; partout ailleurs complète insensibilité, et les muscles se présentaient avec l'apparence de la viande cuite et se déchiraient sous le doigt. Après l'opération, on a pu constater en effet que les muscles de la partie postérieure du mollet avaient seuls conservé de la contractilité quand on les stimulait.

Malgré l'état déplorable de santé générale de cet homme, qui n'accusait que cinquante-cinq ans et qui en portait soixante-cinq au moins, malgré son état de débilité et de maigreur, on jugea immédiatement que le membre devait être sacrifié. Cet homme affirme d'ailleurs qu'il ne boit pas plus d'une chopine de vin à chaque repas, et jamais de liqueur. Plus tard néanmoins, et lorsqu'il fut pris de délire, il demandait à boire, et disait, lorsqu'on le questionnait avec insistance, qu'il était *gouapeur* et qu'il s'arrêtait parfois au cabaret assez longtemps, surtout quand il sortait des barrières. Les renseignements que je fis prendre chez son patron infirmèrent plutôt qu'elles ne confirmèrent ces soupçons. Bref, on resta un peu dans le doute sur ses habitudes de buveur invétéré.

Dans ces conditions, une opération radicale offrait seule quelques chances favorables. L'opération fut proposée et acceptée pour le lendemain.

Le 4 janvier, trente-six heures environ après l'accident, le patient subit au tiers inférieur de la cuisse l'amputation à lambeaux. Pendant l'opération il perdit à peine 100 grammes de sang. L'opération ne présenta rien de particulier, si ce n'est que, lorsqu'on posa les ligatures d'artères, on crut reconnaître qu'elles étaient friables, comme chez les alcooliques.

Le premier jour tout alla bien; mais à la fin du deuxième jour des phénomènes de réaction se manifestèrent, une inappétence progressive, puis des phénomènes de *subdelirium* différant de celui des alcooliques en ce qu'il était plus calme.

Malgré l'incertitude des antécédents alcooliques et la forme du délire, on se rattacha à l'idée d'un *delirium à potu*, et on lui administra le laudanum à la dose de deux grammes dans deux litres de vin. Mais, dès le troisième jour, les lambeaux se décollèrent, prirent une teinte violacée, noirâtre, gangréneuse, exhalant une odeur fétide. Quant à la suppuration, elle ne put s'établir franchement; on n'obtenait qu'une sanie noirâtre, fétide, ne ressemblant en rien à du pus de bonne nature.

Les sutures furent enlevées dès le troisième jour, afin de laisser facilement écouler les matières septiques.

Les jours suivants, les lambeaux se décollèrent de plus en plus, et, trois jours avant la mort, les deux lambeaux d'une teinte noirâtre, exhalant une odeur fétide, étaient complétement séparés.

A ce moment on aperçut un peu d'engouement et d'œdème à la racine du membre, puis une rougeur érysipélateuse cuivrée et un point gangréneux noirâtre au niveau du grand trochanter. L'incision, faite immédiatement, donna issue à un liquide roussâtre d'une odeur fétide.

La mort arriva le 14 janvier.

Les pansements avaient été faits avec l'onguent styrax mêlé de cérat, après lavage préalable à l'alcool presque pur.

A l'autopsie, on constate les désordres qui suivent :

Le foie a son volume normal, brun rougeâtre, et ne présentant pas de traces de dégénérescence graisseuse.

Les poumons étaient très-sains et ne présentaient qu'à la base un peu de congestion hypostatique, mais pas d'abcès gangréneux ou métastatiques.

Le cœur avait le volume normal ; il était recouvert d'une couche de graisse assez peu épaisse, et dans le ventricule droit on trouvait des caillots mous.

Les reins avaient leur volume normal et ne présentaient rien de particulier.

L'estomac est petit, très-ratatiné, revenu sur lui-même, c'est à peine s'il offre le volume du cæcum ; il est teint par de la bile; il offre des plis très-prononcés qui ne s'effacent pas, il paraît comme gaufré. Le sommet de quelques-uns de ces plis, en des points restreints, offre une coloration vineuse; partout ailleurs la teinte est d'un gris ardoisé; cependant, dans quelques points, on y trouve des arborisations, et la membrane muqueuse, un peu ramollie, se laisse facilement érailler. Dans quelques points même, elle est ulcérée, c'est-à-dire dépouillée de son épithélium, et le derme est à découvert, offrant une apparence rougeâtre, avec des bords taillés en festons.

L'examen du cerveau montre que la dure-mère est normale. L'arachnoïde et la pie-mère offrent un peu d'épaississement, avec un peu d'infiltration à la convexité; un peu de sang dans les plexus choroïdiens. A la base, pas de liquide accumulé dans le tissu sous-arachnoïdien.

La substance cérébrale est un peu piquetée. On ne trouve pas de liquide dans les ventricules, mais, vu l'abaissement de la température, un glaçon qui prouve qu'il y avait une notable quantité de liquide épanché.

L'incision prétrochantérienne nous montre un vaste phlegmon qui a fusé entre les muscles dans le tissu cellulaire et même dans la fibre musculaire elle-même. Ce vaste phlegmon remontait jusque dans la région lombaire, en produisant un décollement considérable de la peau. Rien de particulier dans le moignon.

Les artères viscérales, examinées avec soin, n'offrent aucun des caractères de l'athérome artériel.

Quant à l'influence plus ou moins directe que peuvent exercer sur la marche des affections chirurgicales les *dégénérescences viscérales, conséquences de l'intoxication alcoolique chronique* (ce qui est le point capital du travail de notre collègue), je dois avouer que, depuis plus de dix-huit mois que mon attention a été spécialement attirée sur cette question, je n'ai pu encore saisir aucun rapport bien net, aucune relation parfaitement établie et inattaquable de cause à effet entre les lésions et les accidents (1), et, sous ce rapport, je ne puis qu'exprimer le désir que M. Verneuil, par ses constants efforts, vienne dissiper les doutes qui persistent dans mon esprit comme dans celui de bien d'autres sans doute, malgré ses travaux antérieurs.

Mais, quoi qu'il arrive désormais, il n'en conservera pas moins le mérite d'avoir soulevé et obligé les chirurgiens à débattre une des questions les plus épineuses de la pratique, un des problèmes les plus difficiles à résoudre.

J'aurais bien voulu suivre MM. Verneuil et Gosselin sur le terrain du traitement médical et de la thérapeutique chirurgicale; mais malheureusement je n'ai, comme eux, éprouvé que des revers, quelle que soit la médication à laquelle j'aie recouru dans ces cas désespérés. Ma règle de conduite est celle-ci, car enfin il en faut une, ne fût-ce que pour ne pas nuire : partant de ce principe que la muqueuse stomacale est malade et le blessé épuisé, je cherche à relever ses forces sans *irriter* son estomac. J'administre l'opium en lavements ou en suppositoires; je donne pour boisson l'infusion de café légère; et enfin j'alimente le malade le plus que je puis avec

(1) Qu'on veuille bien le remarquer, je ne la nie pas absolument; je me borne à dire que la preuve reste à faire.

du thé de bœuf, de la viande crue et du vin de Bordeaux. Voilà pour l'état général. Quant à l'état local, j'ai surtout recours aux pansements à l'alcool, rarement à l'acide phénique, et enfin, chirurgicalement, j'use des larges débridements afin d'empêcher les liquides de séjourner dans la plaie ; autant que possible, je m'abstiens de mutilations, qui presque jamais ne réussissent, surtout quand on les pratique alors que déjà la fièvre de réaction a commencé. Je donne le conseil d'opérer, dans les cas où l'hésitation sur le parti à prendre n'est pas possible, dans les vingt-quatre heures qui suivent l'accident, ou alors de s'abstenir jusqu'à ce que, la fièvre traumatique ayant disparu, on puisse profiter d'une éclaircie favorable pour agir.

IX. — Communication de M. Chauffard.

Séance du 24 janvier 1871.

Messieurs, malgré les tristesses et les angoisses de l'heure présente, l'Académie ne saurait avoir de plus légitime préoccupation que celle d'étudier les grands fléaux qui menacent la prospérité de notre race, son développement physique, ses forces d'expansion et de résistance. Après la discussion sur la tuberculose sont venus les débats sur la mortalité des nourrissons ; ces débats finissent à peine, et la question de l'alcoolisme est posée. Tuberculose, mortalité des nouveau-nés, alcoolisme, ce sont là peut-être les causes les plus actives de destruction et d'affaiblissement de nos populations, surtout des populations ouvrières et urbaines. Aussi n'est-ce pas à un concours de circonstances fortuites qu'il faut attribuer ce double fait, à savoir, que de telles questions sont portées devant l'Académie et qu'elles y suscitent un long examen, je dirai presque une laborieuse agitation. C'est la force même des choses qui le veut ainsi ; c'est la conscience des dangers publics, c'est le sentiment de son devoir et de sa mission, qui poussent et soutiennent l'Académie dans cette voie d'études et de recherches. Quand elle ne ferait que consacrer ainsi et mettre en pleine lumière l'importance douloureuse de ces questions, quand elle ne ferait qu'appeler tous les médecins à se liguer contre ces maux qui dévorent tant de vies humaines, l'Académie remplirait une mission éminemment utile, la mission à la fois scientifique et sociale qui est vraiment la sienne.

Il ne faut donc pas craindre, il faut désirer de voir ces discussions se prolonger. Il est bon que les aspects divers d'un si vaste sujet soient tour à tour mesurés et comparés : ces aspects, si différents qu'ils semblent, ne sont pas isolés, en effet ; ils se tiennent les uns les autres, et l'on ne possède chacun que par une vue générale portée sur tous, que par la connaissance et la hiérarchie des rapports qui les relient, par le discernement des faits essentiels et des faits secondaires, lequel nous permet de comprendre la genèse et la nécessité des faits successivement livrés par l'observation. L'Académie donc me pardonnera mon intervention après tant d'orateurs autorisés. Son attention est peut-être fatiguée ; et cependant j'ai à la lui demander pour exposer un ensemble de vues et de considérations que je voudrais restreindre en d'étroites limites, mais dont, malgré moi, je n'entrevois le terme qu'éloigné et au bout d'une trop longue carrière ; je fais, en conséquence, appel à tout son bon vouloir et à sa plus indulgente patience.

Toutefois je ne compte pas, messieurs, déplacer le débat ni l'élargir outre mesure ; je me renfermerai dans les limites tracées par le promoteur lui-même de cette discussion ; j'étudierai l'alcoolisme dans ses rapports avec le traumatisme : la question est assez large pour n'avoir pas besoin d'être agrandie. M. Verneuil en a d'ailleurs déterminé le cadre étendu, de façon à ne laisser en dehors aucun des traits essentiels de l'empoisonnement chronique par l'alcool. Je n'ai d'autre ambition que de rechercher, à mon tour, les causes organiques et vitales des complications traumatiques liées à l'alcoolisme ; de montrer pourquoi et comment ces complications, ces troubles cachés ou manifestes, sont inscrits à l'avance dans les tissus dégénérés sous l'influence prolongée des abus alcooliques; d'étudier la pathogénie et la succession ordonnée de tous ces désordres morbides. Je voudrais ensuite en poursuivre l'étude particulière dans notre race propre et à travers nos habitudes hygiéniques, physiologiques et sociales; voir, enfin, quels remèdes nous avons à opposer au mal, quels obstacles nous devons dresser contre un envahissement croissant et funeste. Je retrouverai dans le chemin que je dois parcourir quelques-unes des opinions émises déjà dans le cours de la discussion; j'aurai à les appuyer de considérations nouvelles ou parfois à les combattre; je tâcherai d'éviter d'inutiles répétitions, et de n'insister que sur les points fondamentaux et nécessaires au développement de mes idées.

Permettez-moi, messieurs, de poser dès l'abord et dans ses termes les plus généraux le problème pathologique, qui est le fondement même de la chirurgie : j'entends parler de la chirurgie pure, celle du traumatisme et de l'accident, qui surprend et suppose l'homme dans l'état de santé, et ne met en œuvre que ses forces régulières de conservation et de vie; bien différente en cela de la médecine proprement dite, de l'affection spontanée ou provoquée, qui suppose toujours la vie primitivement troublée et déviée de son fonctionnement légitime, de son évolution harmonique.

Or, quelle est la base de la chirurgie du traumatisme? A quelles fonctions organiques fait-elle appel? quelle activité vivante met-elle en jeu? A la bien considérer, l'œuvre naturelle sur laquelle repose toute chirurgie découle immédiatement de l'activité nutritive des tissus vivants, et la représente dans un but spécial, la réparation des tissus frappés par l'accident traumatique. Cette activité nutritive ainsi considérée dans sa fin nouvelle et réparatrice, on peut l'appeler faculté plastique. Ce dernier terme, d'ailleurs, n'implique ni une faculté, ni une force particulière, mais seulement le but nouveau que doit atteindre la faculté fondamentale de l'être, c'est-à-dire l'activité nutritive. Les forces plastiques dont la chirurgie poursuit, surveille, excite le travail, sont donc un simple aspect, un effet direct de la nutrition normale ; et ce qui porte atteinte à celle-ci les frappe d'emblée, les altère plus ou moins gravement. Je n'ai pas besoin d'insister sur ces vérités de physiologie et de pathologie générales, tant elles sont incontestables ; j'ai tenu néanmoins à m'appuyer sur elles dès l'abord, afin que l'on ne suppose pas que j'attribue aux facultés plastiques, dont j'aurai à rechercher les conditions organiques et les troubles pathologiques, une existence mystérieuse ou cachée qui les place en dehors du fonctionnement ordinaire de l'organisme.

Comme la nutrition, dont elles sont une représentation fidèle, les forces plastiques sont susceptibles de s'altérer de plusieurs façons que l'on peut ramener à trois principales :

En premier lieu, les forces plastiques sont affaiblies dans leur puissance, diminuées dans leur activité synergique, sans être autrement altérées dans leur fonctionnement, sans que les tissus vivants qui en sont le support présentent des lésions qui nuisent profondément et essentiellement à la réparation plastique. Tel est le cas qui se présente chez les sujets affaiblis par des lésions locales, diathésiques ou autres, comme les tumeurs blanches, les productions hétérologues siégeant sur tel ou tel point de l'organisme. Dans ces cas, la force plastique, affaiblie sans doute, n'en reste pas moins suffisante et apte à amener la guérison de traumatismes considérables, souvent provoqués par un art salutaire. Moins d'accidents inflammatoires, ou ceux-ci réduits dans leur intensité, rendent même nombreux les succès immédiats obtenus dans ces cas, à la suite des grandes opérations, des amputations des membres par exemple. Nous n'aurons plus à nous occuper de cet abaissement des forces plastiques qui n'entrave pas notablement leurs opérations régulières.

En second lieu, les opérations plastiques peuvent être entravées et comme taries à leur source par les désordres et les déviations de la nutrition générale ou de la nutrition des parties locales, par les altérations lentement acquises ou rapidement provoquées des tissus vivants que le traumatisme vient de léser. Parmi les désordres locaux de la nutrition, nous mentionnerons les inflammations aiguës ou subaiguës qui nuisent si manifestement, tant qu'elles persistent, à la réparation plastique des tissus; et parmi les désordres ou les perversions de la nutrition générale, nous citerons uniquement la dégénération granulo-graisseuse des tissus, la stéatose généralisée, dont nous analyserons bientôt l'influence.

Enfin, et en troisième lieu, la nutrition et les forces plastiques semblent libres, et leur action paraît assurée : les tissus sont eux-mêmes sains, leur composition moléculaire a conservé son intégrité; les fondements de la vie plastique paraissent n'avoir subi aucun ébranlement. Mais l'organisme est une hiérarchie mouvante et impressionnable, dont la vie plastique ou commune est la base, et dont la vie nerveuse est le sommet le plus élevé; tout mouvement retentit et monte de l'une à l'autre pour redescendre ensuite et vivifier les profondeurs cachées de toute la matière organisée. Le trouble peut partir de la vie commune, se manifester d'abord dans les échanges nutritifs et plastiques qui en sont la base, et se réfléchir de là dans la vie nerveuse; s'y reproduire en désordres secondaires, lesquels à leur tour deviennent cause propre de nouveaux troubles, de nouvelles dissociations organiques. Mais le trouble premier peut aussi avoir son point de départ dans l'ébranlement du système nerveux, dans la perversion de son fonctionnement régulier, et se prolonger ensuite secondairement dans les actes de la vie commune, dans les opérations plastiques qui relèvent d'elle, de façon à dénaturer ces actes et ces opérations, et à donner un caractère funeste aux lésions traumatiques en apparence les plus inoffensives. Quel est le chirurgien qui ne voit trop souvent ses blessés ou ses opérés menacés dans une guérison que tout semblait promettre, par suite de troubles nerveux primitifs, de phénomènes ataxiques qui altèrent et ruinent inopinément la vie plastique des tissus?

Tels sont les trois modes de souffrance dont les forces plastiques, sur lesquelles repose toute l'œuvre de la chirurgie, peuvent être atteintes : faiblesse, perversion primitive, troubles secondaires. Le premier, nous le répétons, ne doit pas nous préoccuper ici, les excès alcooliques lui demeurent étrangers ; les deux autres modes constituent le vrai terrain où se concentrent tous les rapports de l'alcoolisme et du traumatisme chirurgical. C'est ce terrain que nous désirons explorer à la lumière de la physiologie générale et de l'anatomie pathologique.

Quel rôle joue l'alcool au point de vue de la nutrition et des forces plastiques ? L'erreur qui le considérait comme un aliment, même uniquement respiratoire, et comme contribuant par conséquent à l'entretien de l'économie et de ses forces, cette erreur est déjà loin de nous. Malgré quelques tentatives de retour, elle demeurera éloignée. MM. Perrin et Lallemand en ont fourni la démonstration expérimentale : l'alcool ne nourrit pas ; il n'est pas décomposé au sein et pour le service de nos tissus ; ou du moins cette décomposition, si elle existe, ne compte que pour une bien faible part ; l'alcool, presque en totalité, est éliminé en nature ; il circule tel quel dans le sang ; c'est le propre des substances qui ne concourent pas à la nutrition. Nous verrons bientôt ce qu'il faut penser du concours indirect qu'il prêterait à cette fonction ; nous le démontrerons, ce prétendu concours indirect est un leurre.

En dehors de la preuve expérimentale fournie par MM. Perrin et Lallemand, il en est une autre toute-puissante à nos yeux, et qui nous permet à elle seule d'affirmer que l'alcool est un type des médicaments ou des poisons antiplastiques. Non-seulement il n'est pas un aliment, il en est le contraire ; non-seulement il ne contribue pas à la nutrition, il l'offense et la détruit peu à peu. Et cette preuve, nous la tirons de ce fait, c'est que l'alcool est un agent direct et puissant de stéatose. Et ici j'entends parler non de cette stéatose qu'on pourrait appeler extérieure, qui enveloppe les organes, s'amasse en nappe sous le tégument externe, sans altérer d'ailleurs la composition des humeurs, sans modifier la structure des tissus, sans pénétrer et transformer profondément les éléments histologiques. Cette stéatose, tant qu'elle ne surcharge pas l'économie, tant qu'elle ne la fatigue pas par une masse demesurée de dépôt adipeux, demeure compatible avec une bonne vitalité des tissus, avec le libre jeu des organes, avec un bon état des forces plastiques ; et lorsque par l'excès de son développement elle devient nuisible, c'est d'une façon indirecte, c'est par la gêne que sa masse impose; c'est parce qu'elle entoure les tissus, ceux qui vivent de la vie histologique et vraie, d'un tissu inférieur, d'une vitalité abaissée, enclin aux dégradations, aux mortifications étendues et rapides.

Ce n'est pas cette stéatose qui peut rester physiologique que j'accuse; non, c'est la stéatose toujours et vraiment pathologique, la stéatose intime et pénétrante qui substitue aux humeurs et aux tissus vivants des éléments inertes et dépourvus de vie, qui peu à peu dépossède, annihile l'élément histologique, racine de la vie et de la fonction, et le remplace par un composé granulo-graisseux uniforme qui s'infiltre dans l'organe pour y étouffer, sous une lente étreinte, la vie et la fonction. Cette stéatose, qui détruit insidieusement les tissus, qui est toujours une diminution de la vie et devient un acheminement graduel à la mort, porte en elle, et par excellence, le caractère antiplastique; elle est l'opposé de la nutrition; elle amène fatalement un ralentissement de plus en plus marqué dans les actes de composition et de décomposition organiques. Un tissu stéatosé s'immobilise et s'appauvrit, malgré les apparences parfois contraires. Tout agent donc qui pousse à la stéatose vraie est, de soi, un agent antiplastique. Mon éminent collègue et ami M. Béhier vous a déjà signalé l'importance capitale de la dégénération granulo-graisseuse dans la question de l'alcoolisme; il vous a montré que cette altération anatomique était la source nécessaire de désordres et de lésions consécutives dans le cours des maladies, soit d'ordre médical, soit d'ordre chirurgical. Qu'il me soit permis, à son exemple, d'étudier cette influence et d'insister sur la physiologie médicale de cet état morbide. On verra que d'applications en découlent pour la pathologie chirurgicale ; c'est là que se trouve, pour une bonne part, la raison des faits allégués par notre savant collègue M. Verneuil.

On peut certainement compter parmi les plus fécondes recherches de ce temps celles qui ont permis à l'anatomie pathologique et à la toxicologie de constituer l'histoire de la stéatose et de ses agents. Il est tout un groupe de poisons et d'agents thérapeutiques qui ont pour effet commun de produire une dégénération granulo-graisseuse généralisée dans tous les tissus organiques. Le phosphore, l'arsenic, le tartre stibié, l'alcool, sont les principaux de ces médicaments-poisons, que la thérapeutique utilise, mais qu'elle ne manie pas longtemps et de façon à engendrer l'état stéatosique, même commençant, sans conduire à des dangers cachés peut-être, mais certains. En outre de ces facteurs de stéatose, il en est d'autres que je vais hardiment placer à côté, quoique au premier abord ils ne me semblent pas comparables, je veux parler de l'inanition et de la sénilité. L'inanition, ainsi que l'a démontré l'un de mes distingués collègues des hôpitaux, M. Parrot, engendre la stéatose généralisée. Médecin de l'hospice des Enfants assistés, il voit tous les jours succomber à l'inanition de pauvres petits êtres auxquels manque le lait abondant de la mère ou d'une bonne nourrice. En même temps que ces enfants prennent l'aspect cachectique et sénile qu'il est effrayant de voir sur de si jeunes têtes et de si petits corps, la dégénération granulo-graisseuse s'empare de leurs tissus : ils meurent stéatosés. Le vieillard décrépit, à mesure que sa vie s'abaisse, est pareillement pénétré et éteint par la stéatose. Les deux extrêmes de la vie se touchent et se décomposent de même.

Eh bien, je ne crains pas de le dire, tous ces modes de stéatose sont comparables. Tous ces agents divers, poisons, inanition, décrépitude sénile, tous sont antiplastiques ; tous sont hostiles aux œuvres de réparation que le traumatisme nécessite ; tous sont des occasions de désordre et de ruine, soit dans les affections internes, soit dans les affections chirurgicales. L'histoire de chacun éclaire les autres, et c'est dans ce but que je les ai rapprochés. Pour les sujets qui ont subi l'inanition au point d'être stéatosés, pour les vieillards dont les tissus granulo-graisseux n'ont qu'un reste impuissant de vie, je n'ai pas à le démontrer. Quel est le médecin qui ne sait que la plus légère atteinte morbide les entraîne? Quel est le chirurgien qui ne redoute pour eux le moindre choc traumatique, la plus insignifiante pression des tissus, la plus inoffensive opération ? Les phlegmons et la gangrène frappent et s'étendent sur leurs tissus sans rencontrer ni résistance ni barrière. Il faut, en chirurgie, que le malade puisse se nourrir pour que les réparations plastiques aillent à bonne fin ; l'exténuation produite par la faim prolongée ou par l'âge avancé sont parmi les ennemis que les chirurgiens ont appris à redouter le plus.

Pour les poisons stéatogènes, l'action antiplastique semble moins évidente. Il en est même, comme l'arsenic, l'alcool, le tartre stibié, qui, pris à dose minime et réfractée, paraissent stimuler l'appétit et la nutrition, exciter les forces ou les reconstituer. Mais ce n'est là qu'une action transitoire et passagère. Aussitôt le médicament cessé, l'excitation disparaît, la reconstitution s'évanouit, et peut-être même la débilité est-elle plus marquée après qu'avant. En outre, quoique l'effet favorable en soit très-superficiel, il faut suspendre souvent ces médicaments; car, si l'on en prolongeait l'usage, l'anorexie succéderait bientôt au réveil des fonctions digestives, et la stéatose, pénétrant les tissus, amènerait inévitablement une débilité radicale qui rendrait la médication funeste. L'emploi des médicaments stéatogènes ne tient donc pas tout ce qu'il promet, tout ce que quelques médecins en espèrent. Il en est ainsi, même pour l'arsenic, dont peut-être on exalte trop sans réserve le pouvoir reconstituant. On sait déjà que ses effets thérapeutiques ne durent pas; on sait qu'il en faut cesser et reprendre souvent l'administration; mais on ne sait peut-être pas encore si les sujets ainsi artificiellement et momentanément relevés par l'arsenic ne tombent pas ensuite plus subitement et plus complétement que d'autres sous le choc des influences extérieures, alors même que celles-ci ne s'offrent pas avec une nocuité excessive. Tout n'est pas dit sur ce sujet, et il y a là, sans doute, bien des observations à recueillir et à peser. En attendant, il est bon que le praticien ne perde jamais de vue que l'arsenic est un agent de stéatose, et par conséquent de ruine plus ou moins prochaine.

Les mêmes considérations s'étendent à l'alcool, quoique son action toxique soit moins immédiatement redoutable que celle de l'arsenic. Dès que la dose est poussée au point voulu et de façon à engendrer une imprégnation durable, l'alcool devient le type complet de l'agent stéatogène; il en produit et en accumule tous les effets. Après avoir stimulé les fonctions digestives, il les déprime et amène l'anorexie. Qui ne connaît l'anorexie des buveurs? Après avoir stimulé les forces musculaires et agissantes, il les abaisse progressivement; et la paresse, la débilité, l'impressionnabilité au froid et aux influences extérieures, le défaut de résistance vitale deviennent extrêmes chez les alcooliques; l'intelligence s'engourdit, des manifestations délirantes et des hallucinations nocturnes se déclarent; les excrétions diminuent, l'acide carbonique est exhalé en moindre quantité; la proportion d'urée s'amoindrit et tombe au-dessous de la moyenne normale : à travers l'aspect parfois florissant du visage, la misère organique, suivant une expression que notre maître M. Bouchardat affectionne, la misère organique est réelle. Ce tableau est-il seulement celui de l'alcoolisme? Dans tous ses traits essentiels, n'est-il pas celui de l'inanitié ou celui de la décrépitude sénile? Où est entre les deux la différence sensible? Nulle part, si ce n'est parfois dans cette apparence trompeuse du visage qui masque, sous un faux air de richesse, une absolue pauvreté. Cela est si vrai, que la plupart des observateurs qui ont décrit les effets de l'alcoolisme, et il n'est que juste de mentionner très-honorablement parmi eux un jeune et laborieux confrère, M. le docteur Lancereaux, ont résumé ces effets en cette idée que l'alcoolisme conduisait à une décrépitude, à une sénilité prématurée. C'est la comparaison que notre savant collègue M. Gosselin a invoquée, et dont M. Verneuil a, dans son second discours, poursuivi le développement. Si donc, au fond, alcoolisme, décrépitude sénile, et j'ajoute inanition, sont des états comparables, comment s'étonner que l'alcoolisme devienne, pour le chirurgien, une désastreuse condition; qu'il engendre des gangrènes, des phlegmons diffus, un état adynamique irrémédiable? Nous verrons plus tard à déterminer la provenance et le caractère des états nerveux qu'il faut lui rapporter; bornons-nous, en ce moment, à ces premiers faits de débilité et d'asthénie radicale qui ont chez l'alcoolique la même raison d'être que chez l'inanitié et le vieillard cachectique.

Ces faits devaient frapper les chirurgiens, ceux surtout qui pratiquent au milieu des populations où règne l'alcoolisme. Notre savant collègue M. Verneuil les signale à Paris. Carpenter les avait déjà nettement indiqués à Londres; qu'on en juge par cette citation que j'emprunte à l'excellent article de M. Alfred Fournier (1) : « Il est des buveurs, dit Carpenter, qui, malgré leurs excès habituels, présentent une remarquable apparence de force corporelle. Ces hommes, cependant, ne sont pas dans des conditions de vigueur et de santé véritables, car leur constitution s'altère avant l'âge, si même, comme cela arrive souvent, la mort ne les frappe de bonne heure, à propos de quelque maladie ou de quelque accident de peu d'importance. C'est un fait bien connu de tous ceux qui ont la pratique des hôpitaux de Londres, que les sujets de cet ordre succombent facilement quand ils viennent à être atteints d'une inflammation ou d'un trouble local... Leurs inflammations prennent le caractère asthénique; loin de se limiter par l'effusion plastique, elles s'étendent au loin dans les tissus; elles ne supportent pas la saignée... Chez ces sujets, la plus petite égratignure, la meurtrissure la plus légère, est souvent suivie d'un érysipèle mortel. Quand les viscères s'enflamment dans ces conditions, ils s'infiltrent rapidement de pus ou se gangrènent. Aussi les chirurgiens hésitent-ils à pratiquer sur ces individus quelque opération d'importance, sachant bien qu'elles

(1) Alfred Fournier, *Nouveau Dictionnaire de médecine et de chirurgie pratiques*. Paris, 1864, t. I, p. 617, art. ALCOOLISME.

ont peu de chances de succès. » Ne croirait-on pas entendre M. Verneuil et saisir l'écho des conclusions qu'il vous a soumises?

Je ne puis abandonner cette étude physiologique des agents stéatogènes sans dire un mot d'une opinion que de récents débats (1) ont amenée à cette tribune, et qui tendrait à leur attribuer des effets bien différents de ceux que je viens de retracer. Cette opinion, dont nos savants collègues MM. Gubler et Sée se sont faits les propagateurs, s'adresse surtout à l'action de l'arsenic et de l'alcool. Ce sont des agents antidéperditeurs, dit M. Gubler; ce sont des moyens d'épargne, dit M. Sée. Ils nous empêcheraient de nous dénourrir, ce qui équivaudrait presque à nous nourrir; au lieu d'être des agents de ruine, ils seraient agents de conservation; loin de conduire à l'inanition et à la décrépitude par un chemin déguisé, ils seraient une source indirecte de richesse et d'accroissement pour nos tissus : conclusion inverse de celle que nous avons présentée. C'est là une idée ingénieuse, subtile, propre à séduire, facile à propager, et qui devait avoir son heure de succès irréfléchi. Elle avait, en outre, la fortune de nous venir d'Allemagne, d'où nous sont arrivées, depuis quinze à vingt ans, tant d'erreurs pour quelques rares vérités, tant de préjugés et une si fausse direction générale, comme aussi, je le reconnais, tant d'ardeur et de patience dans la recherche, et parfois tant de finesse dans l'analyse. Et en m'exprimant ainsi, messieurs, au sujet des savants d'outre-Rhin, je ne cède en rien aux entraînements de l'heure présente, à la légitime indignation que gravent en nous ces haines jalouses, ces cupidités féroces, éclatant, après avoir été mal contenues, en basses insultes et en joies fanfaronnes, et cela jusque dans les chaires officielles de Berlin. Non, la saine science plane au-dessus de telles passions, et ses jugements ne doivent pas flotter au gré des malheurs ou des triomphes du jour.

(1) *Discussion sur l'arséniate d'antimoine* (*Bull. de l'Acad. de médec.*, 1870, t. XXXV, p. 893 et suiv.).

Je reviens à la qualification de moyens d'épargne appliquée à certains agents stéatogènes : sur quoi se fonde-t-elle? Sur ce fait que ces agents déterminent souvent une sorte d'embonpoint, et qu'en même temps ils amènent, point capital, la diminution des excrétions d'acide carbonique et d'urée, lesquelles témoignent de l'activité ou du ralentissement de la fonction nutritive, suivant qu'elles augmentent ou qu'elles diminuent. Cette double base est bien fragile pour y édifier une opinion qui va contre les enseignements de la clinique et contre les témoignages visibles de l'anatomie pathologique.

L'embonpoint de l'alcoolique n'est qu'une illusoire apparence ; il peut ne cacher que maigreur et marasme : si sous la bouffissure adipeuse on recherche l'élément sain vivant et fonctionnant, si l'on retranche des humeurs et des tissus toute l'infiltration granulo-graisseuse qui les pénètre et les tuméfie, on obtiendra un organisme réduit et en voie de consomption plus ou moins avancée. Cet état est, jusqu'à un certain point, comparable à celui d'une anasarque généralisée ; que les liquides séreux qui infiltrent s'écoulent, et le malade apparaît avec l'aspect du marasme poussé souvent aux dernières limites.

Quant au ralentissement des échanges nutritifs, à la diminution des produits de combustion respiratoire et d'oxydation organique, en quoi prouve-t-on qu'il faut les attribuer à l'épargne de nos tissus? On pourrait le soutenir si nos tissus se maintenaient intacts, avec toute leur intégrité organique, avec toute leur énergie fonctionnelle. Mais loin de là; sous l'influence de l'alcool circulant en nature dans le sang, ce liquide et les éléments histologiques qui puisent en lui, se chargent rapidement de granulations graisseuses ; au lieu d'une intussusception vivante et active de matières albuminoïdes, vous avez une pénétration granulo-graisseuse presque passive ; l'arrivée des matériaux nutritifs s'appauvrit, quoi d'étonnant que le départ se ralentisse? Comment les produits de combustion respiratoire et d'oxydation de tissu se maintiendraient-ils intacts alors que les principes organiques qui doivent fournir ces produits s'amoindrissen dans les humeurs et dans les tissus? L'inanitié et le vieillard exhalent aussi moins d'acide carbonique et sécrètent moins d'urée; ira-t-on prétendre que l'inanition et la vieillesse sont des agents antidéperditeurs et de bons moyens d'épargne? Ira-t-on en conseiller l'emploi ou en vanter les effets pour soutenir et relever les forces défaillantes? Quand donc l'arsenic et l'alcool, pris à doses réfractées, semblent ranimer les forces organiques, c'est à la stimulation spéciale qu'ils exercent sur le système nerveux qu'il faut rapporter cet effet, et non à une sorte de vertu économique. Loin d'économiser les tissus, ils les laissent se dépenser peu à peu, en tarissant les moyens de réparation. Cela fait un singulier moyen d'épargne. Aussi faut-il de temps à autre en suspendre l'emploi, afin que la ruine définitive ne s'établisse pas sous la forme d'une stéatose durable. Ce sont là les enseignements de l'expérience et d'une physiologie rationnelle.

J'ai dû, messieurs, examiner et réfuter cette théorie de l'alcool, parce qu'elle était la contradiction directe de celle qui nous rend compte des effets pernicieux observés dans le traumatisme sous l'influence de cet agent. Je ne voulais pas laisser planer un doute accrédité sur la physiologie et l'enchaînement des phénomènes pathologiques dus à l'intoxication alcoolique. Je reviens à la poursuite de cette dernière étude; nous ne l'avons pas épuisée, tant s'en faut, et nous aurons à lui demander encore bien des lumières pour l'intelligence des accidents chirurgicaux de l'alcoolisme.

L'alcool, on le sait, passe en nature dans le sang; de là il arrive au contact de tous les éléments vivants et il en pervertit la nutrition. Mais son action de contact ne se borne pas à la perversion des échanges nutritifs; il exerce une action irritative directe sur les tissus, et, en particulier, sur le tissu primitif et comme universel de l'organisme, sur le tissu conjonctif. Cette irritation morbide du tissu conjonctif engendre la sclérose, sur laquelle M. Béhier a déjà appelé l'attention de l'Académie. La stéatose et la sclérose se partagent l'anatomie pathologique de l'alcoolisme. Mais si la stéatose importe surtout au point de vue chirurgical, la sclérose importe surtout au point de vue médical. Je ne conteste pas que la sclérose ne concoure pour sa part à certains accidents nerveux, que le chirurgien observe aussi bien que le médecin. Mais cette part est faible, comparée à celle qui revient à la stimulation directe et à la débilité stéatosique de l'élément nerveux. Tous les autres accidents qui se rapportent à la sclérose sont d'ordre médical : ils sont graves et nombreux; la cirrhose du foie, la maladie de Bright, la pachyméningite et les hémorrhagies méningées qui la suivent, n'en témoignent que trop. Malgré leur importance, je ne m'y arrêterai pas, les accidents chirurgicaux de l'alcoolisme étant seuls en cause aujourd'hui.

Nous voici conduits en face des accidents nerveux de l'alcoolisme, trop souvent terribles et insidieux, que nous, médecins, nous avons appris à redouter sous toutes leurs formes, soit lorsqu'ils sont isolés et primitifs, soit lorsque, secondaires, ils viennent imprimer à une affection aiguë un caractère funeste et inattendu. Aux chirurgiens, ces accidents ont semblé inspirer jusqu'ici moins de terreur. Ils en envisageaient l'issue avec plus de confiance; et, il faut le reconnaître, les faits semblaient donner raison à ces pronostics moins sévères. Le *delirium tremens*, qui représentait à leurs yeux le type des accidents nerveux alcooliques, aboutit souvent, en effet, à une crise favorable; ils en concluaient que l'alcoolisme est rarement hostile à la cure des affections chirurgicales. L'avenir, je le crains, ne répondra pas à ces espérances léguées par le passé. En dehors du *delirium tremens*, il est bien d'autres formes d'ataxie et de délire qui amènent, en chirurgie, la mort subite ou rapide là où la guérison semblait promise. Le *delirium tremens* lui-même semble contracter une gravité qu'autrefois on ne lui connaissait guère. L'alcoolisme, en corrompant plus profondément les populations sur lesquelles il sévit, dévoilera de plus en plus ses formes cachées et malignes; et le mal qu'il produit, mieux connu, sera jugé dans toute sa gravité. Il importe donc d'étudier, dans leurs formes diverses, les accidents nerveux imputables à l'alcoolisme dans le cours des affections chirurgicales; il faut non-seulement en préciser les conditions étiologiques, mais encore en déterminer les causes vitales et organiques, de façon à les connaître dans leur substratum physiologique, dans leur raison scientifique.

L'alcool est un toxique direct des centres nerveux : il leur apporte une excitation spéciale et désordonnée, bientôt suivie d'un accablement, d'une dépression des facultés stimulées. L'ivresse est le type de cette excitation toxique dans l'abus transitoire et accidentel de l'alcool; le *delirium tremens* est le type parallèle dans l'alcoolisme chronique, dans l'excitation ébrieuse devenue habituelle et comme permanente. Nous n'avons pas à nous occuper de l'ivresse; elle passe et ne constitue pas une source de complications durables dans les états traumatiques. Le *delirium tremens* est, au contraire, un des accidents les plus fréquemment observés en chirurgie : il n'est pas le seul ni le plus redoutable; mais il est le plus manifeste, le plus simple peut-être dans ses conditions organiques; c'est lui qui doit nous occuper d'abord.

Le fond réel du *delirium tremens* est une excitation spéciale, *sui generis*, des centres nerveux. Sous les stimulations répétées de l'alcool, le système nerveux se laisse entraîner peu à peu à une stimulation anormale, à une impressionnabilité excessive, qui deviennent paroxystiques au moindre choc accidentel, au plus léger ébranlement de la sensibilité organique. Cet état paroxystique, déclaré, a ses périodes d'augment, d'état, de déclin, comme tous les paroxysmes, et se résout par une crise de sueur et de sommeil. Un calme relatif, une dépression générale et salutaire surviennent ensuite, et avec eux la guérison. Si, à l'aide de l'observation clinique, de l'anatomie pathologique, de la physiologie générale, on analyse les conditions du *delirium tremens*, on voit qu'elles relèvent toutes de troubles fonctionnels, et que cet accident morbide, tout en supposant une imprégnation alcoolique durable, ne s'allie pas étroitement aux lésions profondes de l'alcoolisme invétéré. Il ne marche ni avec une stéatose avancée des éléments nerveux, ni avec une sclérose prononcée du tissu connectif qui forme la trame et le support de ces éléments. Si, en effet, la stéatose des éléments nerveux était telle que la fonction de l'élément fût sérieusement compromise, la stimulation, qui est le caractère propre du *delirium tremens*, manquerait de la base qui lui est nécessaire pour s'établir. A la place de tous les phénomènes paroxystiques vous auriez la dépression, l'affaissement, le collapsus irrémédiable et funeste de la vie nerveuse. La scène observée serait tout autre, comme tout autres les conditions organiques qui la supporteraient.

La scène change également si, autour des éléments nerveux, la sclérose du tissu connectif devient le fait anatomique dominant. Une nouvelle forme du délire alcoolique surgit alors. La sclérose est le témoignage vivant d'un état subinflammatoire de la gangue conjonctive ; elle amène, comme fait consécutif, une sorte d'étouffement de l'élément histologique qu'elle enveloppe et soutient ; elle comprime et opprime peu à peu cet élément, quel qu'il soit, de façon à en amoindrir d'abord, à en supprimer ensuite la fonction. Il en est surtout ainsi dans le système nerveux où le tissu conjonctif offre une organisation si fine, une trame si développée, si intimement liée à la contexture et à la vie des éléments propres du système. Aussi le *delirium tremens*, délire d'excitation pure, ne saurait-il répondre à une sclérose très-accentuée des centres nerveux. Au lieu de ce délire paroxystique, critique et curable, on aurait alors ce mélange, trop souvent observé dans le délire alcoolique, de symptômes méningitiques survenant d'emblée et se terminant brusquement, d'une façon subite et inattendue, par un collapsus mortel. Tel est, par exemple, l'appareil symptomatique suivant : phénomènes convulsifs variables et passagers ; face pâle, grippée, avec contractions tétaniques partielles et expression douloureuse profonde ; pupilles resserrées, ou l'une resserrée et l'autre dilatée ; par intervalles, cris délirants; jactitation; tête alternativement et par soubresauts jetée à droite et à gauche; respiration irrégulière, entrecoupée; vomituritions verdâtres; pouls profond, peu fréquent au début, s'accélérant ensuite jusqu'à une fréquence extrême. Cet ensemble symptomatique de mauvais augure parfois se détend tout à coup; l'intelligence semble revenir, quoique lente et obtuse encore; une sorte de calme et de mieux-être reparaît : on croit, et personnellement nous y avons été trompé souvent, à une heureuse transformation du mal. Mais cet état n'est que l'avant-coureur d'une prompte agonie; le malade ne semble revenir au mieux que pour étonner davantage par sa mort toute prochaine. D'autres fois, sans cette lueur trompeuse, le collapsus ultime succède sans transition ni raison apparente aux symptômes inflammatoires qui paraissaient traduire le caractère même de la maladie. C'est qu'ici la raison apparente n'est pas la raison réelle; celle-ci est cachée. Si, d'une part, la sclérose, dans ce genre de délire alcoolique, en explique l'allure inflammatoire primitive; d'autre part, l'oppression concomitante de l'élément nerveux, la stéatose qui accompagne nécessairement la sclérose à un degré plus ou moins prononcé, n'expliquent que trop la chute subite et irrémédiable de l'innervation et de la vie. On voit que tout ce tableau est bien différent de celui du *delirium tremens :* cause organique, marche, pronostic, traitement, tout change. Ainsi s'interprètent les opinions différentes émises sur les accidents ataxiques qui viennent compliquer le traumatisme; les uns ne considérant que les accidents simples et curables du *delirium tremens*, les autres étendant leur vue et la portant sur les accidents complexes, à marche insidieuse, à terminaison funeste.

A côté des deux formes de délire alcoolique dont nous venons de tracer rapidement les caractères cliniques et l'histoire pathogénique, nous en avons à signaler une troisième et dernière. Il s'agit d'une espèce de délire, ou plutôt d'un mode d'ataxie nerveuse se déclarant chez les alcooliques invétérés ou radicalement dégradés, et survenant, soit à la suite d'un traumatisme ou d'un ébranlement accidentel, soit primitivement et par la seule action de l'alcoolisme. Ce délire est à forme asthénique primitive et s'accompagne du cortége complet de tous les symptômes adynamiques. Rien de plus caractéristique que son expression phénoménale; il n'y a plus ici ni l'excitation, ni les emportements du *delirium tremens;* rien de ces mouvements, de ces cris incessants et furieux, rien de cette suractivité circulatoire et de cette marche paroxystique. On n'observe non plus aucun de ces phénomènes inflammatoires et méningitiques qui marquent ces autres délires alcooliques où prédominent la sclérose et le mouvement irritatif qui la provoque. Non, dès le début, la prostration est le fait saillant : stupeur, immobilité des traits, face plombée; paroles confuses, marmottements inintelligibles; regard lent, étonné ou éteint; injection passive des sclérotiques, parfois teinte trouble de la cornée; pouls normal en apparence, d'autres fois lent, petit, devenant plus tard fréquent et misérable; respiration inégale, s'accélérant dans les dernières périodes du mal. Tout cet ensemble, fréquemment observé chez les buveurs profondément dégradés, ne traduit-il pas un irrémédiable affaissement du système nerveux? C'est l'expression lugubre de l'adynamie alcoolique. Les chirurgiens l'observent accompagnée de gangrène rapide, de phlegmon diffus, à teinte violacée ou blafarde, œdémateux, marchant à une extension démesurée; l'état chirurgical domine, à leurs yeux, la prostration délirante. Celle-ci peut leur paraître secondaire et symptomatique; elle est cependant tout aussi primitive que les désordres locaux; les uns et les autres relèvent, au même titre, de la même cause organique, la stéatose des éléments histologiques, l'extinction progressive de la puissance plastique des tissus, l'anéantissement graduel de la fonction propre des organes. Les éléments nerveux subissent, comme les autres, la régression granulo-graisseuse; lorsque la dégénération touche à un certain degré, la vie nerveuse et ses manifestations faiblissent, parce que ses instruments dégénèrent et se détruisent. Ceux-ci meurent par degrés au sein d'une vie appauvrie : quoi de plus naturel que de voir alors survenir un affaissement délirant des fonctions intellectuelles, un collapsus dernier de l'innervation animale et organique ?

Ce délire asthénique n'a pas d'ailleurs son unique raison d'être dans la dégénération des éléments histologiques nerveux. Il en a une nouvelle, et qui vient fortifier la première, dans cette stéatose généralisée qui a éteint partout la vie nutritive et plastique, où la vie nerveuse puise ses forces de développement, trouve la base première de son énergie fonctionnelle. Le système nerveux ne vit pas et ne réagit pas en dehors de l'organisme dans lequel il plonge et puise incessamment ; il ne lui rend en actes spéciaux que ce qu'il lui prend en matériaux de réparation ; ceux-ci venant à lui manquer, la vie nerveuse faiblit et succombe par cela même. Et ce n'est pas seulement l'alcoolique qui nous offre ces enchaînements fonctionnels et pathologiques; ici encore l'inanitié et le vieillard se comportent de même : l'un et l'autre présentent cette même sorte de délire asthénique, ce même collapsus adynamique de l'innervation. C'est ainsi que l'observation doit interroger les analogies des choses; il faut, à ces clartés de l'analogie, apprendre à lire dans le livre à peine ouvert de la nature vivante, pour essayer d'en comprendre de loin en loin les pages voilées, le sens obscur.

En retraçant le tableau des formes diverses du délire des alcooliques, j'ai dû simplifier un peu le dessin symptomatique, accuser et dégager les traits essentiels. On en est toujours réduit là en pathologie dogmatique, alors qu'il faut discerner et catégoriser. Dans la réalité, les choses s'isolent moins nettement ; elles s'entremêlent de façon à former des composés où viennent s'associer des éléments pris de divers côtés. Il en est ainsi dans les manifestations délirantes de l'alcoolisme. Le *delirium tremens*, surtout, se dessine d'ordinaire plus ou moins vaguement par quelques-uns de ses caractères propres sur le fond des autres formes de délire, soit du délire subinflammatoire, soit du délire asthénique primitif. Et cela se conçoit, car la stimulation que l'alcool exerce sur le système nerveux possède une allure spécifique qui ne se peut supprimer entièrement tant que ce système conserve un reste de vie et d'impressionnabilité. On retrouvera donc au moins une ombre de cette excitation toxique spéciale, projetée au devant de tous les symptômes qu'amènent à leur suite les lésions acquises de la substance : tremblement des lèvres, rapidité ou incertitude de la parole, langue vacillante, hallucinations nocturnes, tous ces traits subsistent, plus ou moins accusés, dans tout délire alcoolique ; mais ils n'ôtent à celui-ci ni la nature ni l'allure propre que lui donne l'état organique auquel il répond, et les distinctions que nous avons essayé d'établir demeurent, malgré les inévitables associations que nous signalons.

Avant d'en venir aux indications thérapeutiques qu'il y a à déduire de l'ensemble de ces trop longues considérations, j'aurai à dire quelques mots sur les diverses théories pathogéniques qui ont été apportées à cette tribune, principalement par MM. Gubler et Verneuil. Je cède en ce moment, et malgré moi, à un besoin de contradiction, afin d'y chercher une consécration nouvelle aux idées que j'ai cru devoir exposer sur un sujet difficile et controversé. Je sais, d'ailleurs, que mes savants collègues permettent et même appellent ces contradictions, qui sont l'une des conditions du mouvement scientifique. J'avancerai donc sans hésitation.

M. Gubler nous a décrit avec infiniment de méthode et de clarté les deux phases par lesquelles passait, d'après lui, le délire des alcooliques. Il n'a pas tenté, si mes souvenirs sont exacts, d'établir les différences que pouvait présenter ce délire suivant les cas, différences dans les symptômes, dans l'enchaînement et la succession de ces symptômes, dans l'évolution et dans la terminaison de la maladie, dans la nature et le degré des liaisons auxquelles il convient de les rapporter. Il s'est borné à cette opinion qu'en général le délire alcoolique offrait, au début, le caractère d'une névrose et contractait ensuite le caractère inflammatoire ; névrose primitive, inflammation consécutive ; et de cette division en deux du délire alcoolique, il a déduit des règles thérapeutiques appropriées. Je ne puis, messieurs, accéder à ces distinctions. Cette division en deux périodes et cette conversion de l'une dans l'autre ne me paraissent pas répondre à la réalité des choses.

Et d'abord l'intoxication alcoolique, avec ses lésions si bien définies, peut-elle s'assimiler jamais à une névrose, qu'il s'agisse, soit de l'ivresse, soit du délire de l'alcoolisme? Névrose est un terme générique que nous sommes contraints d'employer en pathologie lorsque nous ne pouvons pas remonter d'un ensemble symptomatique bien défini et émergeant du système nerveux, à aucune lésion fondamentale de l'élément nerveux lui-même. Qu'il s'agisse de l'hystérie, de l'épilepsie, du tic douloureux de la face, la névrose repose toujours sur ce fait que le système nerveux n'a souffert aucun choc immédiat, aucune action ou impression matérielles, aucune lésion appréciable aux sens. Dès qu'existe une atteinte ou une lésion, la maladie quitte le cadre des névroses pour entrer, ou dans celui des dégénérations organiques, ou dans celui des troubles par action extérieure ou toxique. Ainsi en a-t-il été pour l'ataxie locomotrice et la paralysie agitante; ainsi, croyons-nous, doit-il en être pour l'intoxication alcoolique, quand même nous ne pourrions ici constater aucune lésion visible. Le délire de l'opium et celui de la belladone ne sont pas une névrose. Nous savons qu'il y a, dans ces cas, offense directe de l'élément histologique nerveux par l'alcool, par l'opium ou par la belladone; cela seul suffit, suivant nous, à effacer l'idée indécise de névrose pour lui substituer l'idée plus précise d'une atteinte directe du système nerveux. Et ce n'est pas là une question de mots; ce sont des distinctions nécessaires, pénétrant au sein des réalités, et qui, méconnues, autoriseraient toutes les confusions doctrinales et pratiques.

Quant à la conversion de la névrose primitive en inflammation secondaire, elle nous semble moins admissible encore et en contradiction avec l'enseignement clinique. Durant notre séjour à la Maison municipale de santé, nous avons observé beaucoup de délires alcooliques aboutissant à une issue funeste. Cette maison est le refuge d'un grand nombre de buveurs, à qui une certaine aisance permet de satisfaire leur passion pour l'alcool. C'est là que nous avons observé les diverses formes de délire alcoolique telles que nous les avons décrites. Nous n'avons jamais vu les faits se succéder comme le veut notre savant collègue. Nous avons vu les phénomènes inflammatoires au début tomber ensuite d'eux-mêmes et finir dans un collapsus ultime ; nous avons vu les phénomènes d'excitation du *delirium tremens* se juger par des crises ou finir dans le même collapsus que les précédents ; nous avons vu le délire asthénique primitif se terminer dans l'adynamie profonde que le début annonçait ; mais jamais nous n'avons vu les phénomènes inflammatoires terminer la scène morbide et remplacer des phénomènes d'un autre ordre. La logique des faits et leur succession réelle sont tout autres. La physiologie pathologique et l'anatomie morbide de l'alcoolisme contredisent le rôle que mon honorable collègue assigne ici à l'inflammation. L'asthénie, et non l'inflammation, est l'unique conversion et l'inévitable fin de toutes les stimulations dues à l'alcoolisme, et que des crises ne jugent pas. La raison scientifique est donc d'accord avec l'observation clinique pour repousser cette théorie de la double phase névrosique et inflammatoire de l'alcoolisme. Il me faut toutes ces autorités réunies pour résister aux vues ingénieuses de mon très-savant collègue.

M. Verneuil, témoin des formes diverses que présentait le délire alcoolique, le voyant tantôt avec un appareil bruyant, tumultueux, paroxystique et une issue souvent favorable, et tantôt avec un cortége de symptômes adynamiques, presque typhiques, et une terminaison fatale, a invoqué, pour rendre raison de ces formes opposées, deux hypothèses, deux théories pathogéniques bien distinctes. La première répondrait à un délire par action réflexe, le traumatisme local étant le point de départ, et le centre cérébro-spinal le point d'arrivée de l'action. La seconde forme serait due à un état septicémique du sang qui agirait comme agent toxique sur le système nerveux, et cet état reconnaîtrait sa cause dans une absorption virulente dont la lésion chirurgicale fournirait les principes. J'adresserai à cette double conception pathogénique un premier reproche : à mon grand étonnement, elle ne touche en rien aux conditions spéciales de l'alcoolisme ; elle pourrait s'appliquer à tous les délires venant compliquer un traumatisme et autres que le délire alcoolique. Qu'un blessé qui n'a jamais fait d'excès d'alcool vienne à être pris de délire, soit qu'il guérisse, soit qu'il succombe, M. Verneuil pourra invoquer à son sujet l'une ou l'autre des hypothèses pathogéniques qu'il a émises. Une formule qui s'applique à tout, qui ne spécialise rien, n'est pas d'un grand secours en pathologie et en clinique ; elle risque fort de ne fournir qu'une explication illusoire.

Ce sentiment que M. Verneuil me pardonnera d'exprimer en toute franchise, car il n'enlève rien à la valeur et à la portée de ses observations cliniques, ce sentiment ne fait que croître lorsque l'on interroge directement la double théorie qui nous est proposée. L'action réflexe, qui est le fond de la première, est devenue, en pathologie, la plus banale et la plus insignifiante explication que l'on puisse invoquer. Ne sortons pas des accidents nerveux liés à un traumatisme ou à une action locale : qu'à la suite d'une plaie, souvent légère, un blessé soit pris d'accidents tétaniques, on accuse l'action réflexe ; à la suite d'une fracture, le patient sera pris de délire tremblant, action réflexe ; la présence d'helminthes intestinaux produit-elle la dilatation des pupilles ou des accès épileptiformes, action réflexe ; un cathétérisme simple, sans érosion de la muqueuse uréthrale, provoque-t-il des accès fébriles à forme périodique, action réflexe. En pathologie interne, l'action réflexe et la paralysie des nerfs vaso-moteurs répondent également aux affections les plus disparates. Vraiment croit-on savoir et apprendre aux autres quelque chose avec ces élastiques formules et ces vides réponses ? Sachons donc voir que l'action réflexe indique seulement un mode de transmission et d'impressions sensitives : c'est le mécanisme de la vie de sensibilité à travers le système nerveux ; mais voilà tout. Cela n'indique rien, relativement au caractère propre et à la nature vraie de l'impression transmise et de l'acte produit ; et c'est cette connaissance qui importe, qui traduit la cause réelle et la nature même du fait pathologique.

Reste l'interprétation du délire alcoolique par un état septicémique. Ici encore l'alcoolisme s'efface, et la septicémie demeure seule. Le délire devient un délire septicémique; rien ne le distingue de ceux que M. Verneuil accepte sous cette pure désignation. Car mon savant collègue ne prétend pas que les plaies chez les alcooliques engendrent un produit septicémique spécial ; elles se comportent à cet égard comme les autres plaies. Les accidents infectieux ou virulents qu'elles provoquent sont donc comparables à ceux que l'on observe dans les autres mauvaises conditions des plaies. La pathogénie du délire septicémique chez les alcooliques devient donc la pathogénie du délire septicémique en général. C'est déjà là une première faute : car le délire alcoolique, quelque forme qu'il revête, qu'il soit primitif ou secondaire, est un délire spécial, que l'on ne connaît bien qu'en le distinguant de tout autre. Mais il y a plus, et s'il faut dire toute ma pensée, le délire septicémique tel que M. Verneuil en comprend l'origine et la cause, est une fiction théorique. Cette fiction répond à celle que mon savant collègue a importée de l'étranger pour expliquer la genèse de l'infection purulente, j'entends parler de l'existence d'un virus traumatique.

Je sais qu'ici je touche à l'une des plus chères adoptions de M. Verneuil ; nous l'avons entendu, dans un commencement de discussion sur l'infection purulente, faire à ce sujet une profession de foi sans réserve, et nous présenter la conception d'un virus traumatique comme le grand progrès réalisé dans la théorie de l'infection purulente ; progrès qui, comme tant d'autres ne valant pas mieux, nous viendrait d'Allemagne. Si la discussion engagée eût alors suivi son cours, je n'aurais pas résisté au devoir d'exprimer toute ma pensée à cet égard. Pour moi, le virus traumatique est une pure chimère : vouloir expliquer à son aide toute fièvre traumatique, depuis le plus léger accès fébrile jusqu'à la fièvre purulente, est une entreprise qui va contre toute observation clinique. La constitution même de cette vaste unité qui comprend des choses aussi disparates que l'accès que juge une sueur facile, et que le typhus purulent qui enlève tant de blessés, cette constitution est une entreprise destinée à avorter en pathologie et que le sens pratique repoussera malgré toutes les inductions téméraires. M. Verneuil me pardonnera l'énergie de cette protestation ; mais d'importantes vérités sont en jeu, et je laisse à mes convictions toute la liberté de leur allure. Rien, dans les liquides qui s'exhalent à la surface des plaies, n'est comparable à l'élaboration intime, réglée, spécifique, qui préside à la genèse des virus. Jamais, alors même que ces liquides exhalés s'altèrent, à la suite ou comme manifestation d'un mauvais état général, jamais ils ne passent à l'état de virus proprement dit, et surtout ce n'est pas leur résorption à la surface de la plaie qui produit la fièvre traumatique ou l'infection purulente. Il n'y a qu'un cas où peut-être une plaie sécrète des produits spécifiques, inoculables, vraiment virulents, c'est celui de la pourriture d'hôpital ; et ce cas est précisément distinct de ceux où se développe l'infection purulente. Certainement l'injection dans les veines d'un animal du liquide altéré d'une plaie n'est pas inoffensive, non plus que celle du pus d'un abcès, ni d'aucune matière putride, mais en induire que toute plaie sécrète un virus et donner à celui-ci le surnom de traumatique, prétendre que tout blessé fabrique un poison destiné à l'empoisonner lui-même, empoisonnement que rien ne trahit dans certains cas, comme si le poison n'existait pas, — empoisonnement qui tue en d'autres cas avec une plus funeste sûreté qu'aucun poison connu, — vouloir réunir tous ces faits inconciliables et nous dire : voilà le progrès, nous ne saurions y souscrire. Nous osons dire à l'encontre : voilà une mode qui passera, voilà une théorie qui sera oubliée dans vingt ans, à l'égal de tant d'autres qui naissent au loin, nous arrivent apportées par l'amour de la nouveauté, brillent un instant, disparaissent ensuite devant les enseignements de ce qui ne passera jamais dans notre science, la clinique et les faits. Pour en revenir au délire septicémique de l'alcoolisme, je dois confesser que je ne saurais le comprendre en tant qu'appartenant en propre à l'alcoolisme, et que je ne saurais l'admettre en le rattachant à la prétendue septicémie de toute fièvre traumatique.

Je crains d'avoir lassé la bienveillante patience de l'Académie; cependant, messieurs, je ne voudrais pas quitter l'étude de l'alcoolisme et de ses rapports avec le traumatisme, sans vous soumettre mes réflexions, mes présomptions sur un point délicat et controversable, mais dont l'importance est considérable au point de vue du caractère et de la prospérité de notre race. Il est un fait propre à frapper : c'est la différence des effets produits par l'alcool suivant les individus, c'est la résistance si variable que les diverses personnes opposent à l'intoxication alcoolique, soit à l'intoxication accidentelle et aiguë de l'ivresse, soit à l'intoxication chronique, à l'alcoolisme. Je sais bien que ces différences s'observent à l'égard de tout poison, mais non à ce même degré, surtout en ce qui concerne les effets chroniques, les seuls que nous ayons à envisager ici. Les uns tombent dans l'alcoolisme, alors que d'autres ne ressentent aucun trouble fâcheux, quoique l'abus ait été le même dans les deux cas, ou même qu'il ait été plus considérable dans le second. Pour remonter à la cause de ces différences, il faut se rappeler les effets propres de l'alcool, son action antinutritive et antiplastique. Si donc, les uns cèdent, et si les autres résistent à l'alcoolisme, il est logique d'en inférer une différence correspondante dans la force de résistance des facultés nutritives et plastiques. Cette énergie variable des forces plastiques, les chirurgiens l'observent tous les jours : chez certains blessés, elle est d'une faiblesse, et chez d'autres, d'une puissance, qui, pareillement quoiqu'en sens inverse, frappent le praticien d'étonnement. Les uns ne surmontent pas les blessures les plus légères, les plus inoffensives en apparence; les autres supportent, sans perturbation appréciable, de vastes et profonds délabrements qui semblent défier toutes les ressources de la nature et de l'art. La mort vient là où la guérison paraissait assurée, la guérison se fait alors que la mort semblait inévitable ; et cela sans qu'aucun incident particulier venant des circonstances ambiantes puisse expliquer ces issues inattendues. Les chirurgiens saisissent là sur le fait, et jusque dans ses manifestations extrêmes, la variabilité des forces plastiques. Les médecins peuvent, de leur côté, en soupçonner l'existence, soit par la manière dont les divers individus résistent à des impressions morbifiques identiques, soit par la façon dont les maladies aiguës s'expriment et se comportent dans les cas divers. Il est tel malade chez lequel une phlegmasie étendue, accidentellement survenue, éveillera une réaction générale à peine sensible, n'augmentera pas notablement la température et les déchets organiques, n'éteindra pas l'appétit, qui pourra se nourrir modérément sans que la fièvre croisse, et gardera la liberté de ses mouvements et de ses facultés intellectuelles ; ce malade-là possède une puissance plastique calme, forte, solide sur sa base, la nutrition organique. Le tableau opposé, que je n'ai pas besoin de retracer, et qui ne se voit que trop dans nos grandes villes, témoignera de conditions inverses. N'est-on pas autorisé à présumer que ces différences dans l'énergie plastique règlent les différences observées dans les effets de l'alcoolisme, expliquent ici les dégénérations rapides et extrêmes, et là le maintien de la bonne validité des tissus?

De pareilles différences se rencontrent, suivant moi, dans les races. Il est des races qui supportent mieux que d'autres les grands ébranlements traumatiques, et qui accomplissent plus sûrement les réparations plastiques que ceux-ci nécessitent. La race anglo-saxonne me semble pouvoir, sans fléchir, tolérer les traumatismes considérables. La race française, au contraire, telle que l'a constituée, à travers de longs siècles, l'incessant mélange des nationalités primitives, successivement établies et absorbées sur le sol des Gaules, cette race qui ressent si vivement toutes les excitations, qui se soulève et réagit toujours de façon à troubler sans cesse les œuvres de la vie nutritive, qui veulent avant tout le calme et comme l'inertie de la vie de relation, cette race, dis-je, est mal disposée aux grandes restaurations plastiques, supporte difficilement les délabrements d'un traumatisme étendu. Si l'on veut réfléchir et comparer tous les caractères moraux, physiques et pathologiques de ces races, les habitudes de leur vie sociale et physiologique, on se convaincra de l'extrême probabilité de l'opinion que je défends; elle s'offrira comme une opinion logique, comme une conclusion manifeste. Mais à qui repousserait ces comparaisons et la valeur de ces probabilités, il n'y a qu'à opposer la brutalité et le nombre des faits : pour quelque grande opération que ce soit, la statistique démontre que les succès obtenus sur la race anglo-saxonne dépassent, et de beaucoup, les succès obtenus chez nous. C'est là un fait général, absolu, qui n'est pas particulier à telle opération, à tel chirurgien, à tel faiseur de statistique, mais qui ressort de tous les éléments de comparaison que la science fournit; qui est attesté même par les chirurgiens français qui ont été en situation de comparer, dans des conditions en apparence identiques, les succès obtenus sur les deux races. J'appellerai en témoignage notre savant collègue M. Legouest (1), qui montre que, du côté de nos alliés en Crimée, on perdait dans les opérations 27 à 28 pour 100, tandis que nous, pour les mêmes opérations, nous perdions 70 pour 100. La disproportion est telle, que l'on ne peut seulement en accuser les différences dans les conditions spéciales où se trouvaient placés les opérés des deux armées; d'autant plus, je le répète, que ce n'est pas là un fait isolé ou exceptionnel, mais un fait de règle, confirmé par tous les documents sérieux. Il est donc permis de le dire, les forces plastiques dans la race anglo-saxonne sont plus fixes et plus résistantes que dans notre race française, et ce caractère, joint à une puissante fécondité, me paraît être le signe distinctif de cette race qui possède déjà une moitié du monde. Je n'entends pas par là établir sa supériorité. Les races humaines sont comme les individus qui les composent; elles tirent surtout leur dignité, leur éclat et

(1) Legouest, *Traité de chirurgie d'armée*. Paris, 1863.

leur grandeur de l'esprit qui les anime, de la mission morale qu'elles accomplissent, des œuvres qu'elles réalisent dans les régions supérieures du beau et du vrai. Sous tous ces rapports, nous pouvons le dire, non sans fierté, la race française n'a aucune comparaison à redouter; il n'en est pas qui ait rempli le monde de plus de dévouement et de lumière. Nous pouvons donc, sans fausse honte, reconnaître l'instabilité et en quelque sorte la fragilité de sa vie plastique. C'est là ce que nous avons à fortifier en elle, car c'est par là qu'elle peut déchoir. Or, messieurs, en ce sens, l'alcoolisme est pour elle l'un des plus redoutables fléaux; elle y résistera moins bien qu'aucune autre race; les antiplastiques lui conviennent d'autant moins que sa plasticité originelle est moins puissante.

Et comme s'il fallait que tout vînt converger pour nous rendre l'abus alcoolique plus nuisible, notons que la manière dont nos populations urbaines consomment l'alcool est la plus funeste qu'elles pussent choisir. L'Anglo-Saxon mange beaucoup et souvent; même dans l'état fébrile il ne veut pas de l'abstinence et la supporte mal. Quand il prend de l'alcool, c'est donc avec un estomac occupé, avec des vaisseaux qui absorbent en même temps des matériaux nutritifs. Les effets alcooliques en sont d'autant diminués. Chez nous, au contraire, c'est le matin, à jeun, c'est avant le repas, que les hommes adonnés à l'alcool le consomment. Le poison, ainsi ingéré, saisit un organisme sans défense, et ses propriétés toxiques s'en accroissent d'autant. Sans compter que l'estomac s'offense de cette introduction à vide de liquides irritants, et que bientôt une anorexie déplorable s'empare du buveur; il boit beaucoup et ne mange plus, ou mange d'une façon insuffisante, double cause de ruine pour la vitalité plastique, double cause pour donner toute son activité à la régression granulo-graisseuse. L'alcoolisme, s'il continue à se propager ainsi, rendra de plus en plus souffreteuses, dégradées et inféconds les populations ouvrières de nos villes, et portera à la race française une nouvelle et funeste atteinte.

Où sont donc les remèdes, et quels sont les obstacles à

opposer à ce mal menaçant? Ici, messieurs, je serai très-bref, car je répondrais mal au pressant appel que nous adresse notre collègue M. Verneuil. Je n'ai pas la même confiance que lui dans les ressources possibles de l'art; je n'ai pas l'espoir qu'en interrogeant de côté et d'autre la thérapeutique, nous arrivions à améliorer la situation actuelle. Je n'ai pas l'optimisme rassurant de M. Hardy, qui attribue, suivant moi, une efficacité trop générale à l'emploi de l'alcool dans les accidents divers de l'alcoolisme; je ne partage pas les espérances de notre collègue M. Gubler, dans la succession qu'il nous propose de moyens thérapeutiques, succession qui répond à celle de névrose et de congestion inflammatoire. Non, j'ai vu l'alcoolisme dans ses accidents redoutables; j'ai tenté et j'ai espéré de guérir; j'ai été déçu dans mes tentatives, dans des espérances qui souvent me paraissaient fondées; j'ai cherché à pénétrer la nature du mal, à me rendre compte de cette tendance funeste que rien ne pouvait enrayer; et à ces études, je dois l'avouer, j'ai perdu la meilleure part de ma confiance dans la puissance de l'art. Si le *delirium tremens* est pur, sans dégénération organique profonde, s'il est vraiment délire de stimulation et paroxystique, il aura le plus souvent sa guérison dans des crises naturelles; l'opium à haute dose, conseillé par les vieux maîtres de l'art, restera, dans les cas difficiles, le médicament le plus sûr; il calmera l'excès de la stimulation toxique, il favorisera l'établissement des crises; le chloral agit sans doute dans le même sens; l'expérience décidera si ce nouveau médicament est préférable à l'opium ou même le vaut. Si le délire de forme tremblante plus ou moins accentuée s'associe à une dégénération organique avancée, de façon à faire redouter un affaissement subit de la stimulation, et en même temps de la vie nerveuse, il faut soutenir cette stimulation, devenue nécessaire et momentanément bienfaisante, par l'emploi hardi de l'alcool, par l'acétate d'ammoniaque, par l'usage du café peut-être, comme le conseille notre savant collègue M. Richet. Ce cas est le plus fréquent dans les délires alcooliques associés aux affections de cause interne; ici la cause morbifique vient ajouter ses effets à ceux de la faiblesse organique du système nerveux, elle ébranle le fonctionnement de ce système et le rend plus sujet à défaillir subitement. Aussi les médecins ont-ils été les promoteurs de l'intervention thérapeutique de l'alcool, et il faut rapporter l'honneur de cette pratique excellente à un homme dont le sens médical dominait tous les systèmes du temps où il vivait, à Chomel, qui sut montrer que l'alcool pouvait calmer le délire, fait qui semblait un paradoxe dangereux à ceux qui n'admettaient alors que les enseignements de la médecine dite exacte et physiologique. En dehors de cette indication très-restreinte dans son objet, l'administration de l'alcool ne saurait être d'aucun secours; il ne peut rien dans ces délires alcooliques dont la forme primitive est méningitique et subinflammatoire, rien dans ceux où l'asthénie est le fait dominant dès le début. Dans tous ces cas, trop fréquents, la thérapeutique est radicalement impuissante; elle ne peut pas même retarder l'issue funeste; toute prise manque à une action salutaire; l'organe a été silencieusement détruit, la mort ne fait que terminer une œuvre entreprise dès longtemps, et conduite si près de sa fin, que celle-ci n'est plus qu'une dernière et inévitable conclusion. Il en est pareillement ainsi dans tous ces accidents chirurgicaux, phlegmons et suppurations diffuses, gangrènes qui s'étendent sans se limiter nettement, état de prostration qui descend promptement à l'extinction dernière. La raison de tous ces faits désespérés demeure pareille et fatale; l'art ne peut ici que contempler la mort.

Vous le voyez, messieurs, notre rôle médical dans l'alcoolisme est pauvre et triste. C'est à d'autres que nous à fournir le remède de ce mal honteux. Cette tâche incombe à ceux qui façonnent et qui vivifient l'esprit et le cœur des générations actuelles. Ces générations, il faut les instruire et surtout les moraliser. Sachons-le bien, l'instruction seule demeurera impuissante. On aura beau apprendre à nos populations les funestes effets de l'alcoolisme, que, du reste, elles n'ignorent pas, elles ne se laisseront pas moins entraîner à la satisfaction de ces grossières jouissances. Jamais le sentiment de leur intérêt n'a retenu les masses humaines. Pour arrêter les hommes en face de leurs passions, il faut les pénétrer d'idées morales, d'idées de devoir et de dévouement, d'abnégation et de sacrifice. Que le médecin et le moraliste marchent de concert à cette œuvre devenue difficile; pour nous surtout, disons-nous bien qu'en raison même de l'autorité que nous donne notre science, il nous faut, plus que d'autres, éviter de causer le moindre ébranlement à l'édifice de la moralité humaine; disons-nous bien qu'il faut respecter tout ce qui la sert, tout ce qui la propage, tout ce qui l'affermit et l'élève.

X. — Communication de M. Giraldès.

Séance du 7 février 1871.

La question portée devant l'Académie par notre collègue M. Verneuil me paraît avoir été particulièrement envisagée au point de vue médical, lancée dans cette direction, elle a été le sujet de développements et de considérations remarquables, mais de nature à l'éloigner plutôt qu'à la rapprocher du but. Cette question étant d'ordre chirurgical, j'ai pensé qu'il était bon de la faire descendre des hauteurs élevées où elle a été portée, et de la ramener sur son véritable terrain : la pratique chirurgicale; c'est pourquoi je demande à l'Académie la permission de lui soumettre quelques observations.

Il ne s'agit pas, en effet, d'établir quels sont les désordres matériels et fonctionnels produits dans l'organisme par l'usage des liqueurs fortes, par l'alcoolisme. Cette question n'est aujourd'hui contestée par personne; si l'on hésite à admettre que l'alcool introduit dans l'estomac est éliminé en nature, en totalité ou en partie, ou bien s'il est décomposé pour former des produits nouveaux, tous les pathologistes et tous les cliniciens sont d'accord pour reconnaître les ravages produits dans l'organisme par l'intoxication alcoolique.

La question portée devant la Compagnie se résume dans les trois propositions suivantes :

1° Les lésions traumatiques chez les alcooliques sont-elles plus graves que dans l'état normal?

2° Les indications thérapeutiques et opératoires sont-elles différentes?

3° Enfin, les opérations pratiquées chez des alcooliques doivent-elles figurer dans le cadre statistique des diverses opérations?

Aux deux premières propositions, notre collègue, se basant sur des données physiologiques, de pathologie générale, d'anatomie pathologique, et surtout sur son expérience clinique, répond par l'affirmative. Mais, dans le but de leur donner une sanction complète, de les faire inscrire dans les livres de chirurgie, M. Verneuil réclame en faveur de sa thèse le bénéfice et les lumières d'une discussion académique ; on ne saurait donc trop louer notre collègue d'avoir pris l'initiative de cette discussion. Sans doute, si les propositions soutenues sont vraies, et je le crois, il faut cependant convenir, ainsi que cela lui a déjà été objecté, que les éléments qui leur servent de base ne sont pas de premier choix. Dans cette occurrence, devant une question aussi importante, une question d'un ordre aussi élevé, il est urgent de la confirmer ou de l'infirmer par de nouvelles observations prises dans cette direction.

Si l'on voulait se contenter d'élucider cette grave question par des données théoriques, de la résoudre *à priori*, on trouverait assurément dans l'anatomie pathologique, dans la physiologie des alcooliques, des documents précieux ; la physiologie, en effet, nous apprend que l'alcool introduit dans l'estomac est rapidement absorbé, rapidement porté par le torrent circulatoire et cantonné en grande partie dans la pulpe cérébrale. Les observations de Magendie (1823), celles de Léveillé (1), les expériences du docteur Percy (2),

(1) Léveillé, *Mém. Acad. royale de médecine*, vol. I, 1828.

(2) Percq, *An Experimental inquiry concerning de presence of Alcool*,

celles du docteur Carpenter (1), les belles recherches de MM. Lallemand et Perrin et celles plus récentes du docteur Marcet en sont une confirmation complète. « L'alcool, » dit le docteur Carpenter, passe dans le tissu nerveux » cérébral, en change les propriétés chimiques et physi- » ques ; cette affinité de la fibre nerveuse pour l'alcool » produit un changement dans ses fonctions, et entraîne » l'atrophie de cette substance. »

Devant cetté propriété élective de la fibre cérébrale pour l'alcool, il n'est pas même nécessaire de dire que cet organe imprégné de liquide toxique doit influencer les phénomènes de la nutrition, soit en paralysant les nerfs qui la gouvernent et sur lesquels Brown-Séquard a particulièrement appelé l'attention, soit par tout autre mécanisme ; il suffit de se rappeler que le centre cérébral, organe principal, qui préside à toutes les fonctions, et auquel toutes les fonctions se subordonnent, pour admettre sans hésitation, que cette roue maîtresse de l'économie étant faussée, tous les actes fonctionnels qui en découlent, doivent forcément s'en ressentir, et il sera aisé d'admettre que dans un tel organisme en détresse, une lésion traumatique survenant, celle-ci doit subir toutes les conséquences d'un tel état, et suivre une marche différente de celle de l'état normal... Ce sont assurément des documents importants, dont il faut tenir grand compte, mais qui avant tout doivent être contrôlés par l'expérience clinique, seul juge en pareille matière. C'est donc une question clinique, une question clinique nouvelle et d'un ordre supérieur, qu'il faut soumettre à une observation rigoureuse ; mais, disent quelques-uns de nos collègues, la question n'est pas nouvelle, et, pour accentuer la note, notre éminent collègue M. Chauffard cite à cet égard un passage de la dissertation du docteur Carpenter... La question n'est

the ventricles of the Brain together with Experiments illustrative of the physiological action of Alcool, by John Percy. London, 1839.

(1) *On the use and abuse of Alcoholic liquor in healt and Diseases (prize Essay)*. London, 1870.

pas nouvelle, sans doute ; on peut même dire que cette gravité des lésions chez les ivrognes a attiré l'attention de quelques praticiens, de ceux surtout qui pratiquent dans de grands centres industriels ; mais on peut ajouter que si elle est dans l'esprit des chirurgiens, cette question de la gravité des traumatismes chez les alcooliques est lettre morte dans les livres de chirurgie. M. Carpenter eût été fort embarrassé de fournir la preuve écrite sur laquelle il élève ses intéressantes observations. Voulez-vous une preuve de la vérité de mon dire?... la voici : En 1850, M. James a présenté à l'Association médicale britannique (1) tenue à Hull un mémoire très-intéressant sur la mortalité chez les amputés : or, dans ce travail fort remarquable, l'auteur passe en revue toutes les causes probables de léthalité chez les opérés ; il n'y est nullement question de l'alcoolisme.

Au nombre des accidents qu'on observe après les divers traumatismes chez les alcooliques, le *delirium tremens* est le seul qui ait été signalé par les chirurgiens ; cette complication est considérée à juste titre par la majorité des chirurgiens comme ajoutant une grande gravité aux divers traumatismes. Ainsi, toutes les fois que le *delirium tremens* survient à la suite d'une opération, ou d'une lésion traumatique, on peut regarder cet accident comme un signe *pathognomonique* de l'alcoolisme. Mais ici il faut bien s'entendre, et ne point prendre, ne point considérer comme *delirium tremens*, le délire nerveux traumatique décrit par Dupuytren en 1819 (2), le délire réflexe indiqué par Brown-Séquard, le délire ébrieux, ou bien celui qui se manifeste après une longue abstinence, ou encore après l'intoxication opiacée ou belladonée, etc., etc., etc.

Ces diverses formes du délire diffèrent beaucoup du véritable *delirium tremens*, accident alcoolique par excellence,

(1) *Transactions of the provincial Medical and surgical Association*, vol. XVII et XVIII. — *On the causes of Mortality after Amputations of the limbs*, by J. H. James.

(2) *Annuaire des hôpitaux.*

décrit en 1801 par Pearson ; c'est pour avoir confondu ces diverses modalités que le traitement du *delirium tremens* erre à l'aventure : ici traité par les opiacées, là par l'iodure ou bromure de potassium, ailleurs avec la teinture de digitale, l'oxyde de zinc, etc. A cet égard, il est bon de rappeler que les caractères distinctifs de l'accident alcoolique *delirium tremens*, sont, outre le tremblement des mains et l'insomnie constante, un délire vague sur des choses fantastiques, ou des occupations usuelles au malade, accompagné d'une pâleur du visage, de la dilatation des pupilles, du tremblement choréique de la langue, d'une sudation abondante, phénomènes très-bien indiqués par Pearson sous le nom de *brain fever*. A cet ensemble de symptômes, il faut ajouter une grande rapidité et une dépression du pouls, donnant un tracé sphygmographique analogue à celui de la fièvre typhoïde.

Le *delirium tremens* est un accident commun aux alcooliques; lorsqu'il est spontané, il ne présente pas la gravité qu'on observe lorsqu'il survient après les opérations ou les diverses blessures. On est donc conduit à admettre que le traumatisme, le choc traumatique, si vous voulez, agissant par voie réflexe sur les centres nerveux, y détermine une modification, un éréthisme dont la conséquence est l'apparition de l'accident en question. Quelle qu'en soit l'explication, le fait persiste, et tout le monde est d'accord pour reconnaître la gravité du *delirium tremens* chez les blessés. Cette grave complication, ainsi que le pensait Dupuytren, est-elle susceptible d'être guérie ou enrayée par l'usage des opiacés? Les recherches des médecins qui ont eu l'occasion d'observer sur une très-grande échelle cette manifestation de l'alcoolisme (Peddie (1), Laycock (2), etc., etc.), regardent la médication opiacée comme très-dangereuse.

Est-il vrai, ainsi que le pense l'un de nos aimés collègues, que la principale cause de la complication en question est

(1) *Edinburg Med. Journal*, 1854.

(2) *Edinburg Med. Journal*, 1858.

le résultat de l'abstinence produite par l'état d'irritation, d'épuisement, d'hypertrophie, de la membrane muqueuse stomacale? C'est, à mon avis, une grande erreur. Le *delirium tremens* est, on ne saurait trop le répéter, un degré de l'alcoolisme, degré élevé à une puissance différente, mais produit par l'action directe de l'alcool sur le système nerveux central.

Dans l'étude des lésions traumatiques chez les alcooliques, il importe, avant tout, de faire entrer en ligne de compte le genre de vie, la profession, le milieu où peut vivre le blessé, etc., etc., afin de ne point attribuer à l'influence de la race ce qui est réellement la résultante des autres facteurs.

Ainsi, prenez dans la race anglo-saxonne, le type du John Bull, et, d'un autre côté, le type du cockney de Londres: ces deux spécimens de la même race, tous les deux du même âge, tous les deux alcoolisés et blessés au même degré, ne souffriront pas de la même manière, ne présenteront point les mêmes complications.

Pour me résumer, d'après les données de l'anatomie pathologique, d'après les expériences physiologiques, d'après mon expérience, que je crois limitée, je ne crains pas de dire : oui, les lésions traumatiques chez les alcooliques sont plus graves que dans l'état normal ; les diverses indications qu'elles commandent sont également différentes.

Pour faire admettre cette doctrine, pour lui donner droit de domicile dans les livres classiques, il est nécessaire de baser ces propositions sur un ensemble de preuves suffisantes, sur des observations, des statistiques bien faites, qui leur donnent pleine et entière consécration.

En faisant appel à de nouvelles observations, à de nouvelles statistiques, il est nécessaire d'insister sur un point important, à savoir : que les groupes d'observations soient catégorisés; que celles-ci doivent être recueillies avec la plus grande précision, et que, l'individu à observer doit être considéré, non comme une unité, mais bien comme une expression algébrique dans laquelle la puissance doit être nettement indiquée, de cette façon on écarterait ces statistiques fantastiques, sans nulle valeur.

XI. — Communication de M. Verneuil.

Séance du 7 février 1871.

Sans enfreindre la règle qui défend de se féliciter soi-même, je puis m'applaudir d'avoir soulevé la question qui nous a valu déjà une série de discours aussi remarquables par la forme que par le fond.

Chose précieuse et surtout rare, nous sommes tous d'accord sur le point principal. Des huit conclusions que j'ai posées, deux à peine ont été critiquées et ma proposition fondamentale reste debout. Il est donc acquis à la science que *le pronostic des lésions traumatiques offre une gravité exceptionnelle chez les sujets entachés d'alcoolisme chronique.*

Je comptais bien sur ce consensus, mais voulant aller plus loin et remonter de l'effet à la cause, j'exposai sommairement une théorie imputant cette gravité au mauvais état des organes chez les alcooliques. Vous m'avez suivi dans cette nouvelle direction, et vous avez conclu dans le même sens.

Pour caractériser cet état organique défectueux, MM. Gubler et Gosselin emploient le terme heureux de *sénilité précoce.*

M. Béhier, plus explicite, précise la nature des désordres, et rappelle les belles recherches modernes sur la stéatose et la sclérose. M. Richet ressuscite la gastrite chronique. M. Chauffard reprend, pour les compléter, l'exposé de M. Béhier et mes vues sur le travail réparateur. Ici encore même unité de vues, de sorte qu'un second point est définitivement établi. C'est qu'*au moment de la blessure, les organes de l'alcoolique sont altérés, les propriétés organiques troublées, et la réparation rendue de la sorte insuffisante ou impossible.*

Je pourrais donc me déclarer satisfait et vous éviter la peine de m'écouter encore. Mais quelques dissonances se sont produites dans ce concert. Contredit sur ces points relativement secondaires par MM. Richet et Chauffard, je vous demande d'user du droit de réplique.

Je commence par M. Richet.

L'argumentation de mon honorable collègue peut se résumer de la manière suivante : Les opinions de M. Verneuil sont vraies, mais les opinions doivent se baser sur les faits ; depuis longtemps M. Verneuil et deux de ses élèves, MM. Michaux et Péronne, ont publié des observations; M. Richet les a lues et ne les a pas trouvées concluantes; les dernières qui ont été présentées à l'Académie ne le sont pas davantage; il faut donc d'autres preuves que M. Richet possède et qui lui permettent d'arriver aux mêmes conclusions que M. Verneuil, mais à l'aide d'*une explication différente.*

Messieurs, il n'est pas sans exemple qu'on arrive à faire de bonne besogne avec de mauvais outils, je serais dans ce cas. S'il en est ainsi, je suis tout prêt, je vous l'assure, à changer mon outillage, ou, pour abandonner la métaphore, à faire table rase de mes observations antérieures pour en recueillir de nouvelles. Cependant j'ai le droit d'attendre encore, car aux faits réunis, au nombre de quarante environ, par MM. Michaux, Péronne et moi-même, M. Richet n'a encore opposé qu'un seul cas, n'ayant d'ailleurs avec les miens que des rapports indirects. Je n'exige pas que mon collègue me combatte à nombre égal : *non numerandæ, sed perpendendæ observationes ;* mais je voudrais au moins qu'il se plaçât sur mon terrain, et que, pour renverser mon opinion sur les alcooliques, il ne choisît pas l'observation d'un homme qui précisément ne buvait pas.

En attendant, je vais tâcher de défendre les faits que j'ai eu l'honneur de vous présenter.

D'après M. Richet, ces faits sont incomplets. Le diagnostic d'alcoolisme n'est établi ni par les symptômes, ni par les antécédents, ni par les autopsies qui n'ont point été faites ou qui ne l'ont été qu'imparfaitement. Mon pronostic est donc arbitraire, et si la mort est survenue, rien ne prouve que l'alcoolisme en ait été la cause. J'aurais un moyen fort expéditif de me défendre, je maintiendrais mon diagnostic et mon pronostic qui ne s'est malheureusement que trop réalisé, et je vous laisserais juge entre les négations de M. Richet et mes affirmations. Je préfère, au risque de vous fatiguer, critiquer la critique qui m'a été adressée.

Je ne voudrais en aucune façon blesser mon excellent collègue, mais je dois lui reprocher de n'avoir pas lu mes observations avec une attention suffisante, d'avoir en plusieurs passages modifié mon texte dans l'intérêt de sa cause, et enfin de se montrer beaucoup trop exigeant sur les preuves et sur la manière de les acquérir.

Prouvons que M. Richet n'a pas bien lu les observations.

Il parle dans la première « d'un énorme épanchement sanguin », *énorme* est de trop, car je dis : « Le rein est entouré de sang infiltré dans son atmosphère et formant même en arrière un véritable foyer ». Ailleurs je dis de cet épanchement qu'il était « circonscrit ». Un peu plus loin, même observation : M. Richet parle de la fissure rénale et lui donne « 3 millimètres de longueur sur 4 à 5 de profondeur ». Dans mon texte, il y a « 3 centimètres de longueur sur 4 à 5 millimètres de profondeur ». Centimètres et millimètres sont en toutes lettres.

Plus loin encore, même observation : J'avais, pendant la vie, diagnostiqué une pneumonie à gauche. A l'autopsie, je ne manque point de la rechercher et de noter un ramollissement rouge passant, même à son centre, à l'hépatisation grise. M. Richet, analysant cette autopsie, supprime tout net la constatation si importante de cette pneumonie.

Dans l'observation III, je donne comme signe d'alcoolisme un petit tremblement des mains observé en même temps que les rêves dipsomaniques ; M. Richet pense que « ce tremblotement s'explique à merveille par la pyohémie », sans faire attention qu'à cette époque la pyohémie n'existait pas encore.

Quatrième observation. — Le malade est pris de hoquet ; je rappelle en passant que ce phénomène est *commun* chez les buveurs d'absinthe. En disant que je le déclare *caractéristique*, M. Richet me prête une exagération que je répudie, sachant, comme lui, que le hoquet existe dans d'autres cas.

Mais passons à des points plus sérieux. D'après M. Richet, la preuve péremptoire de l'alcoolisme n'est fournie, dans mes observations, ni par les antécédents, ni par les symptômes, ni par les autopsies. Je ne puis m'empêcher de trouver M. Richet bien sceptique.

Mon premier malade, le cocher, est blessé en état d'ivresse; le lendemain il reconnaît sans difficulté son goût pour les boissons alcooliques.

Chez le second, l'état d'ivresse au moment de la blessure est probable. Deux heures après, à la vérité, le sang-froid est revenu, mais à la rigueur on comprend qu'une fracture compliquée puisse dégriser un homme. Notre blessé nie l'intempérance, mais ce vice est catégoriquement affirmé par les personnes de la famille et par un de nos collègues de l'Académie qui connaît le blessé de longue date. Le changement de position sociale n'est invoqué par moi qu'à titre de preuve accessoire; à coup sûr j'aurais pu m'en passer.

Le sujet de la quatrième observation est blessé en cas d'ivresse. Lui aussi proteste contre le soupçon d'intempérance, mais sa famille avoue ce qu'il veut cacher.

Entre les assertions négatives de l'ivrogne et les affirmations de son entourage, je n'hésite pas plus en fait d'alcoolisme qu'en fait d'aliénation mentale. Le dire des malades ne peut d'ailleurs rien contre la somme des charges résultant des symptômes. Or, ces symptômes dans mes observations me paraissent fort concluants.

Dans la première, le délire se montre vingt-quatre heures à peine après la chute.

Dans la seconde, où, malgré une lecture attentive, M. Richet n'a pu retrouver les symptômes annoncés de l'alcoolisme, je note cependant une indifférence singulière relativement à la blessure; une agitation extrême pendant la chloroformisation; un délire très-violent dans la nuit qui suit l'accident ; puis un appétit très-restreint eu égard à la stature athlétique; des troubles gastriques au réveil ; une insomnie opiniâtre; l'absence de tout travail de réparation, et enfin l'invasion presque subite d'une adynamie qui ne cesse qu'à la mort. Les antécédents du maraudeur ne sont pas notés dans l'épreuve que j'ai remise à M. Richet; mais dans le *Bulletin de l'Académie* on verra que cet homme avoue boire beaucoup en raison de sa profession. Ce détail est du reste surabondant, car nous avons bien d'autres preuves, savoir : le délire de quelques heures dans la première nuit, le calme, l'insouciance, la quasi gaieté au lendemain matin, l'analgésie qui persiste pendant toute la maladie et permet au patient de supporter les incisions, le drainage et autres manœuvres sans qu'il paraisse presque s'en apercevoir; les rêves que je continue à regarder comme très-caractéristiques, et enfin le tremblement des mains.

Dans la quatrième observation, mêmes signes fort clairs d'alcoolisme. Habitus extérieur révélant une excitation cérébrale que le langage trahit. Mauvaises digestions, anorexie, état gastrique promptement développé, perte du sommeil, inquiétudes continuelles. Stoïcisme, analgésie le matin. Terreur, hyperesthésie le soir. Délire dès le troisième jour. Hoquet intermittent. Adynamie rapide, etc.

Il est un point sur lequel M. Richet insiste singulièrement. Sur quatre cas, je n'ai que deux autopsies. Dans l'une, celle du cocher, le foie et les reins sont profondément altérés. J'attribue les lésions à l'alcoolisme. M. Richet ne voit là qu'une simple affirmation. Je ne saurais répondre qu'une chose. Lorsque j'ai affaire à un homme d'un âge mûr, exposé par sa profession aux excès alcooliques et qui les avoue, que cet homme, robuste en apparence et muni d'embonpoint, vient à mourir de mort violente et qu'à l'analyse je trouve le foie gras et les reins altérés, je n'hésite point à attribuer à l'alcool les lésions susdites. Mais, dit M. Richet, vous n'avez pas ouvert le crâne et vous ne parlez ni du cœur, ni des artères, ni de l'estomac. Je le concède, mais tout en avouant que l'autopsie aurait pu être plus complète, ce que j'en ai vu me semble, avec les antécédents, très-suffisant pour justifier mon diagnostic. Quand on soupçonne une fièvre typhoïde et qu'en examinant l'intestin, on trouve les lésions des plaques de Peyer, est-il donc indispensable d'ouvrir le crâne et la cavité thoracique?

M. Richet n'est pas convaincu que la stéatose très-avancée du foie traduise chez mon malade l'intoxication alcoolique. Qu'il veuille donc bien me dire ce qui a pu causer cette altération restée presque inaperçue chez un sujet en apparence robuste et bien portant. Avec un tel état général, je ne connais que l'alcoolisme qui amène dans la glande hépatique une lésion de ce genre. Je prie M. Richet de me fournir la preuve du contraire.

Dans la seconde autopsie, je note bien que le foie et le rein présentent des lésions peu profondes, la stéatose, en effet, n'était pas très-marquée. Sans doute, j'aurais dû explorer tous les organes, s'il m'avait paru nécessaire de le faire pour prouver l'alcoolisme; mais, à mon sens, les symptômes observés pendant la vie suffisaient amplement au diagnostic. N'ai-je pas dit d'ailleurs dans ma première lecture que ces lésions viscérales étaient parfois peu prononcées et à elles seules n'expliquaient pas la mort? Ce cas en est un exemple.

Pour les deux cas où la nécropsie a fait défaut, M. Richet avance que les lésions viscérales étaient tout à fait inadmissibles : mais qu'en sait-il, et sur quoi fonde-t-il cette négation? Certes, je suis grand partisan de l'anatomie pathologique, mais, Dieu merci, je n'y compte pas exclusivement pour établir le diagnostic. L'observation clinique peut le plus souvent s'en passer et il serait bien malheureux qu'il en fût autrement.

Je me résume en disant qu'à mes yeux l'alcoolisme est très-bien démontré chez les quatre sujets dont j'ai rapporté l'histoire.

Mais, poursuit M. Richet, en admettant même l'intoxication susdite, comment fournir à son aide l'explication de la mort?

Le cocher a pu succomber à la déchirure du foie, du rein et de la capsule surrénale, et à l'ébranlement violent qui en est résulté, ou bien même à la congestion pulmonaire amenée peut-être par la chute, peut-être par l'ivresse.

Je croyais m'être suffisamment expliqué sur ce point. Les déchirures viscérales, à coup sûr, sont très-graves; mais quand elles n'ont amené ni hémorrhagie intense, ni péritonite, ni inflammation des viscères contus, ni formation d'abcès, elles ne tuent point en cinquante heures un individu dont les organes sont en bon état. On les voit même guérir dans un bon nombre de cas.

La vraie cause de la mort chez notre homme a été la pneumonie gauche au développement de laquelle ne contribua nullement la chute qui avait eu lieu sur le côté droit. Le mauvais état des organes a joué un rôle beaucoup plus important ainsi que l'alcoolisme, l'observation démontrant que l'inflammation du poumon à marche foudroyante termine très-communément la vie chez un grand nombre d'ivrognes et, en général, chez tous les sujets à constitution détériorée.

Le malade à la fracture du bras embarrasse un peu M. Richet. Ici encore le fameux ébranlement, la stupeur locale et générale, le choc, pourraient être invoqués comme causes de mort. Mais mon honorable collègue a le sens trop pratique pour se payer de mots, et je l'en félicite; pour lui, choc, ébranlement, stupeur ne signifient pas grand'chose et n'expliquent rien, et comme à ses yeux l'alcoolisme ne rend pas mieux compte de la mort rapide, M. Richet s'arrête sans nous dire son dernier mot.

Dans un autre travail, j'ai rapporté quelques cas analogues de mort rapide après les blessures, et j'ai noté qu'on les observait de préférence chez les sujets atteints de maladies antérieures ou entachés d'alcoolisme. En attendant que je puisse l'expliquer, je constate la coïncidence, et c'est déjà quelque chose qui vaut bien le silence de M. Richet.

Le maraudeur blessé est mort de pyohémie. A coup sûr les alcooliques ne sont pas à l'abri de cette funeste complication ; et je crois même qu'il y sont plus exposés que les autres en raison de la mauvaise marche de leurs plaies et des imperfections que présente chez eux le travail réparateur.

Chez le quatrième blessé : phlegmon diffus, amputation, mort ; le tout se déroulant en un petit nombre de jours à la suite d'une blessure insignifiante tout d'abord. Ce qui m'engage à accuser ici l'alcoolisme et des accidents locaux et des accidents généraux à marche rapide, c'est que chez un sujet sain il est bien rare de voir une petite plaie du membre supérieur convenablement traitée dès le début, exiger le sacrifice du membre vers le huitième jour, et ce sacrifice entraîner la mort au bout du quatrième.

Ces évolutions funestes et rapides ne s'observent guère que chez les sujets à constitution délabrée et à organes plus ou moins altérés. C'est la proposition que j'énonçais dans ma réponse à M. Gosselin, quand je disais : Un homme sain et un diathésique peuvent mourir à la suite de lésions traumatiques semblables, mais ils ne meurent point de la même manière. Je persiste dans cette croyance.

Si j'ai longuement défendu mes observations, c'est pour convaincre l'Académie que j'ai puisé mes convictions à la source des faits et non ailleurs, et que l'observation clinique et non l'imagination m'a permis de formuler une sorte de syllogisme ainsi conçu :

Les organes, les tissus des alcooliques présentent comme règle des lésions histologiques.

Les blessures, toutes choses égales d'ailleurs, sont plus fréquemment suivies d'accidents chez ces sujets.

Donc ces accidents reconnaissent pour cause probable les lésions organiques antérieures à la blessure.

Cette conclusion semble dictée par la logique, cependant, pour l'admettre, M. Richet veut : 1° que tous les buveurs qui succombent rapidement à des blessures guérissables offrent à l'autopsie une ou plusieurs des lésions susdites ; 2° que lorsqu'on rencontre ces mêmes lésions chez des blessés on ait observé, pendant la vie, les symptômes non douteux de l'alcoolisme.

Cette double exigence est inadmissible : 1° Les lésions viscérales existent certainement chez la presque totalité des buveurs, cependant tel d'entre eux peut succomber rapidement au tétanos, à la pyohémie, à une congestion cérébrale ou pulmonaire, à une époque où ses organes et ses tissus seront encore à peine altérés par l'alcool ; 2° la réciproque que réclame M. Richet ne saurait être concédée. En effet, la cirrhose, la stéatose du foie, les néphrites diverses, etc., pouvant se montrer en dehors de tout empoisonnement alcoolique, leur constatation à l'autopsie n'implique nullement chez les sujets qui les présentent la qualité de buveurs.

Il faut donc se contenter provisoirement de noter les coïncidences entre les altérations cadavériques et les symptômes cliniques de l'alcoolisme, en accordant à ceux-ci la première place.

Après avoir battu en brèche ce qu'il nomme ma doctrine, M. Richet a dû naturellement songer à la remplacer par une autre.

C'est pourquoi il nous a présenté à son tour une explication. Si je la croyais meilleure que la mienne, je n'hésiterais pas un seul instant à l'accepter ; mais je vais prouver qu'elle prête largement à la critique.

M. Richet tout d'abord change les mots : il veut remplacer le terme de *sénilité précoce* par celui de *misère* ou *dégradation physiologique*. La substitution ne me semble ni exacte ni heureuse. Qu'inspire à votre esprit ce terme de misère ou dégradation physiologique ? Ne songez-vous pas à une sorte de cachexie ; ne vous représentez-vous pas des misérables pâles, maigres, affaiblis, anorexiques, dyspeptiques, usés avant l'âge ? Vous ne sauriez vous les figurer avec un teint coloré, une stature athlétique, une grande activité physique et une extrême vigueur musculaire. Cependant beaucoup de buveurs de trente à cinquante ans sont dans ce cas ; tels le cocher et M. W... Ces hommes, néanmoins, étaient atteints de sénilité précoce, tout comme sont atteints de sénilité naturelle ces beaux vieillards dont les organes, bien qu'infiltrés de graisse et indurés par le tissu conjonctif en excès, fonctionnent encore fort honorablement si on ne leur impose pas de travail exagéré et si on ne leur demande pas de réparation organique trop étendue.

Je veux bien qu'en dépit de belles apparences la misère physiologique existe chez eux, puisque la fonction réparatrice sera insuffisante ; mais nous retrouvons la même langueur plastique dans une foule d'états morbides qui, ne s'accompagnant ni de stéatose ni de sclérose, n'ont rien à faire avec l'alcoolisme ni la vieillesse, et d'ailleurs se comportent tout autrement vis-à-vis des lésions traumatiques.

Misère physiologique chez le diabétique, le paludique, le cancéreux, le tuberculeux et l'albuminurique; misère physiologique chez le scrofuleux, le dyspeptique, le chlorotique; le sujet épuisé par des hémorrhagies accidentelles ou l'infection putride ancienne, cas dans lesquels l'opération, c'est-à-dire la lésion traumatique préméditée sauve la vie au lieu de la compromettre. Je rejette donc absolument la synonymie, et si je garde le terme de misère physiologique, c'est comme titre d'une classe d'états morbides dont la sénilité est un des genres les plus distincts.

Si le désaccord ne portait que sur les mots, l'entente serait facile ; mais vous allez le voir s'accentuer dans les faits. M. Richet rappelle que les malheureux ouvriers peuplant les hôpitaux sont en proie à la dégradation physiologique ; que, chez eux, les lésions chirurgicales sont suivies d'accidents graves et mortels, et il se demande alors si ces accidents doivent être imputés à l'alcool.

Mon honorable collègue, faisant une excursion dans le domaine général de l'alcoolisme, admet que cet agent exerce sur l'économie deux sortes d'actions : l'une directe, immédiate, physique et chimique sur la membrane gastrique ; l'autre indirecte, générale, résultant de l'absorption et du mélange avec le sang.

La première de ces actions produit la gastrite chronique et ses conséquences, les dyspepsies, l'amaigrissement, l'appauvrissement du sang, l'affaissement des forces, l'usure précoce, en un mot, la misère physiologique.

La seconde engendre les lésions organiques lentes, la stéatose du foie, des reins, du cœur, la sclérose des méninges et de l'encéphale.

Je ne contesterai pas ces données qui sont incontestables, je me permettrai seulement de dire à M. Richet qu'il en tire une conclusion singulièrement risquée.

Suivant lui, la gastrite chronique suffit pour produire la misère physiologique, laquelle à son tour suffit pour expliquer les accidents chirurgicaux sans qu'il soit nécessaire d'invoquer les autres lésions viscérales. Sur quoi s'appuie notre collègue pour attribuer tout aux altérations de la muqueuse stomacale et rien aux altérations du foie, des reins, etc. ? Fonde-t-il sa doctrine sur des faits nombreux et concluants? Point du tout : il procède simplement par affirmation, disant avoir vû quelques cas dans lesquels, avec des habitudes alcooliques invétérées et des symptômes d'alcoolisme chronique, on ne trouvait rien de caractéristique dans les viscères.

D'autre part, depuis dix-huit mois il cherche en vain à saisir l'influence plus ou moins directe que les dégénérescences viscérales d'origine alcoolique peuvent exercer sur la marche des affections chirurgicales.

Telles sont les bases de la doctrine exclusive que M. Richet oppose à la mienne, et je ferais mieux de dire à la nôtre, car les différents orateurs entendus admettent comme moi la participation nuisible de toutes les lésions que révèle l'autopsie. Notre collègue a annoncé à quelles conditions il adopterait nos vues. Je vais lui dire ce qu'il faudrait pour nous faire accepter les siennes.

Nous voudrions des observations détaillées et complètes de ces *quelques cas* où des habitudes alcooliques invétérées n'ont lésé que l'estomac en respectant les autres viscères.

Dans l'alcoolisme chronique, la règle est de trouver des altérations complexes, c'est-à-dire simultanément, la teinte ardoisée de l'estomac, le foie gras, l'altération granulo-graisseuse des reins, etc. En présence de ces désordres multiples, nous voudrions savoir comment M. Richet parvient à reconnaître que la dyspepsie, l'affaiblissement, la misère physiologique tiennent plutôt aux lésions stomacales qu'aux lésions hépatiques et rénales.

Pour que la gastrite chronique explique tout et l'explique exclusivement, il faudrait qu'elle existât toujours et qu'elle entraînât toujours les mêmes conséquences fatales. Montrons un seul cas où l'estomac d'un alcoolique soit à peu près sain, où la dyspepsie manque, où la dégradation physique fasse défaut, où cependant la lésion traumatique prenne cette marche funeste que nous avons décrite, et voici renversé l'édifice de mon honorable collègue. Or, j'ai autopsié nombre de buveurs, et parfois, rarement il est vrai, j'ai trouvé la muqueuse gastrique à peu près saine. J'ai observé des alcooliques qui, loin d'être dyspeptiques, amaigris, affaiblis, usés, mangeaient et buvaient copieusement et conservaient les apparences et la réalité de la force.

Beaucoup de buveurs souffrent de l'estomac, mais aussi souvent par gastralgie que par gastrite, et je n'en veux pas d'autres preuves que le succès de la médication préconisée par M. Richet : café, viande crue, vin de Bordeaux ; ce qui constituerait, ce me semble, un régime peu favorable à la gastrite chronique véritable.

J'ai dit, au commencement de cette note, qu'aux faits déjà nombreux recueillis par mes élèves et moi-même, M. Richet n'avait pas encore opposé de cas contradictoires. Je ne compte pas comme telle l'observation qu'il nous a communiquée, car si elle plaide la théorie de la gastrite chronique, elle reste en dehors de la question de l'alcoolisme. Dès lors, que vient-elle faire dans le débat? Sans doute, elle tend à prouver que la gastrite chronique peut exister sans antécédents alcooliques, qu'elle peut à elle seule (les autres viscères étant sains) amener le marasme, et que le sujet qui en est atteint supportera mal une amputation de la cuisse. Mais cette série de constatations nous semble pour le moment superflue.

Si je ne tenais essentiellement à éviter toute digression, je pourrais bien rendre la pareille à mon cher collègue et ami : faire la critique de son observation, lui reprocher, par exemple, de n'avoir pas dit un mot de l'état des fonctions digestives de son malade ni avant l'accident ni pendant les douze jours de survie, et d'avoir, lui, clinicien accompli, sacrifié tout à fait l'observation pendant la vie aux explorations cadavériques.

Je lui reprocherais également d'avoir attribué tous les accidents locaux du moignon à la misère physiologique, sans chercher la part qui pouvait revenir et à la gangrène primitive et à l'état particulier des artères.

Mais tout cela m'entraînerait trop loin, car il faudrait toute une discussion à part pour établir le rôle que joue dans le développement des accidents locaux du traumatisme l'état anatomique antérieur ou récemment acquis des tissus blessés. Revenons au sujet spécial.

Je pense que M. Richet a voulu prouver que si la gastrite chronique, d'origine non alcoolique, exerçait une aussi fâcheuse influence, il en serait de même de la gastrite causée par l'alcool.

Cette induction ne me choque point. Mais alors, pourquoi mon honorable contradicteur est-il incrédule en ce qui touche les autres lésions viscérales ? Comment se fait-il que depuis dix-huit mois il n'ait pu reconnaître encore l'influence nuisible qu'exercent sur les affections chirurgicales les lésions viscérales d'origine alcoolique ? Le hasard de la clinique l'a mal servi, mais je crois qu'il n'attendra pas longtemps, les preuves de cette influence se révélant par l'apparition, trop commune, des hémorrhagies secondaires, des inflammations diffuses et autres accidents locaux.

Si M. Richet pouvait y trouver quelque intérêt, je lui raconterais comment ont germé, poussé et fructifié les idées que j'expose aujourd'hui. Cherchant avec attention dans les faits de ma pratique et dans mes lectures à élucider les causes des accidents locaux et la genèse de la mort à la suite des lésions traumatiques, je pus me convaincre qu'en un bon nombre de cas les viscères étaient déjà malades au moment de la blessure ou de l'opération. Je constatai la cirrhose ou la stéatose du foie, les néphrites diverses, les affections cardiaques, pulmonaires, urinaires. Pendant la vie, je reconnus le diabète, l'albuminurie, la tuberculose.

C'est alors que je dressai provisoirement la liste de tous les états pathologiques antérieurs, et que je cherchai à recueillir des observations présentant la coïncidence de ces états avec des lésions traumatiques.

J'avais naturellement songé à placer sur la même ligne que les lésions viscérales isolées et les altérations humorales, certains états physiologiques temporaires, comme la grossesse, et enfin les empoisonnements plus ou moins invétérés. Un de mes élèves, M. Deriaud, fit sa thèse sur les rapports entre le paludisme et le traumatisme ; un autre, M. Petit, sur les rapports entre l'état de gestation et le traumatisme.

Il m'était impossible de laisser de côté une intoxication comme l'alcoolisme, et comme les occasions de l'étudier étaient fort nombreuses, le beau travail de M. Péronne vit bientôt le jour.

Au début de mes recherches, je recueillais des observations ; pendant assez longtemps elles furent entassées en désordre, mais enfin je vis poindre la doctrine et se dégager assez nettement la loi suivante :

Les lésions viscérales antérieures, quels que soient leur siége, leur nature anatomique, leur cause, nuisent au travail réparateur, soit en modifiant les propriétés organiques des tissus blessés, soit surtout en ne mettant au service de la faculté plastique qu'un sang quantitativement ou qualitativement imparfait.

C'est cette loi si simple, si acceptable *à priori*, que je cherche depuis plusieurs années à rendre évidente par les faits.

Le lit du malade et l'amphithéâtre sont les deux métiers sur lesquels je remets sans cesse mon ouvrage, et si je me suis décidé à découvrir prématurément mon œuvre, à en exposer isolément les parties encore inachevées, c'est que le temps presse et passe, et que j'ai peur de voir mon activité s'éteindre avant même que le bloc soit entièrement dégrossi.

XII. — COMMUNICATION DE M. VERNEUIL.

Séance du 14 février 1871.

Messieurs, M. Giraldès ayant donné son adhésion aux idées que j'ai eu l'honneur de vous soumettre, je n'ai pas à lui répondre ; je relèverai seulement dans son discours un conseil bon à suivre et une remarque judicieuse.

La question de l'alcoolisme chirurgical est mûre ; l'anatomie, la physiologie pathologique, l'expérimentation en ont fixé les bases ; il ne manque plus que l'étude clinique appliquée spécialement au sujet. Il faut donc recueillir des observations nombreuses et dresser des statistiques bien faites ; c'est tout à fait mon avis.

Pour expliquer la mauvaise direction du travail réparateur chez les alcooliques blessés, M. Giraldès rappelle avec beaucoup de raison l'état anatomique du cerveau chez les buveurs, état dû à l'accumulation si bien démontrée de l'alcool dans la pulpe nerveuse. Si l'on songe que l'encéphale ne préside pas seulement aux actes intellectuels, mais qu'il exerce également une influence capitale sur les fonctions de nutrition, on conçoit sans peine comment ces fonctions languissent par le fait seul des altérations cérébrales. Ces altérations presque constantes expliquent encore l'extrême fréquence d'un délire spécial dont notre collègue a exposé les caractères avec beaucoup de netteté et d'exactitude.

Cette question du délire alcoolique est fort importante, mais encore bien loin d'être définitivement tranchée. La plupart des orateurs que vous avez entendus l'ont effleurée ou traitée longuement ; mais les opinions émises sont tellement disparates, que de nouvelles recherches semblent tout à fait nécessaires pour fixer la théorie encore trop indécise de ce symptôme. Sans doute, il serait préférable de remettre cette étude à une époque ultérieure, et de déclarer pour le moment la discussion close ; cependant vous me permettrez, je l'espère, de répondre brièvement aux reproches qui m'ont été adressés par mon éminent collègue M. Chauffard. Vous savez comment s'est produite entre nous la dissidence.

Je n'avais, dans ma première communication, que fort peu parlé du délire. MM. Hardy et Gubler avaient au contraire cherché, dans l'intérêt du traitement, à élucider les causes de ce symptôme; j'avais alors exposé à mon tour quelques idées sur sa genèse, sans prévoir l'orage qui allait fondre sur ma tête.

M. Chauffard est intervenu. Pendant une longue heure, qui nous a paru courte, il nous a tenus sous le charme d'une parole vive, imagée, ardente, convaincue. Il a repris les idées de M. Béhier sur la stéatose et la sclérose, puis mon exposé sommaire des vices du travail réparateur, puis encore une ancienne opinion de son maître Velpeau, attribuant aux races une influence décisive sur les résultats des affections chirurgicales, et, fouillant au burin toutes ces ébauches, il en a fait une splendide épreuve qu'il nous a offerte, tirée sur papier de Chine. Comme nous, il a tonné contre l'alcoolisme, qu'il range comme nous parmi les grands fléaux des temps modernes. Comme nous encore, il a déclaré l'art impuissant et la thérapeutique désarmée, de sorte qu'en l'entendant j'étais heureux d'avoir trouvé pour ma cause un avocat aussi brillant et aussi persuasif. Cependant en un coin de ce ciel se montrait un nuage qui n'a pas tardé à éclater.

Observant avec attention les alcooliques blessés, j'avais vu le délire présenter chez eux des différences notables quant à l'époque d'invasion et quant à l'appareil symptomatique; j'en avais conclu que l'apparition du symptôme reconnaissait au moins deux mécanismes distincts, susceptibles d'ailleurs de se succéder et de s'associer : savoir, l'action réflexe et l'empoisonnement du sang par les matières septiques.

J'ignorais, à la vérité, l'antipathie profonde que M. Chauffard professe pour l'un et l'autre de ces grands faits, dont la découverte ou plutôt l'étude approfondie constituera le plus beau titre de gloire de la médecine clinique du XIXe siècle. Je n'aurais jamais imaginé qu'on pût dire de l'action réflexe qu'elle est en physiologie *la plus banale et la plus insignifiante des explications*, et du délire septicémique qu'il est une *fiction théorique*.

Laisser passer sans protestation vigoureuse d'aussi étranges assertions, me ferait accuser, ou d'avoir adopté et promulgué des hypothèses chimériques, ou de ne pas savoir défendre mes convictions. Or, loin d'être ébranlées par les négations instinctives de M. Chauffard, mes opinions restent les mêmes. Je voudrais posséder, pour assurer leur triomphe, l'éloquence entraînante de mon adversaire, mais à son défaut, je me servirai d'une arme plus solide, la vulgaire logique.

Puisque vous allez être, messieurs, les juges du conflit, je demande à vous rappeler comment je suis arrivé à la double théorie pathologique que mon honorable contradicteur a si rudement malmenée.

Voici l'enchaînement de mes idées : le délire est un symptôme cérébral, il survient souvent à la suite de lésions traumatiques de deux sortes : celles qui portent sur le cerveau lui-même, celles qui atteignent un organe plus ou moins éloigné, la main ou le pied par exemple.

Dans le premier cas, l'apparition du délire, conséquence directe de la blessure du cerveau, s'explique naturellement ; dans le second, la participation du cerveau à un état morbide né loin de lui ne peut s'interpréter que de deux manières : 1° transmission jusqu'au centre et par l'intermédiaire des nerfs de l'irritation périphérique ; 2° excitation de l'encéphale par le sang, altéré consécutivement à la blessure.

Conclusion très-banale mais très-importante pour le diagnostic, le pronostic et le traitement : Lorsque le délire éclate à la suite d'une blessure, chercher avec soin si le cerveau est directement lésé, si le sang est adultéré, ou si le système nerveux est simplement surexcité.

Et notez bien, messieurs, que cette manière de découvrir l'origine du délire s'applique à tous les symptômes locaux ou distants qui se montrent à la suite des blessures ; au lit du malade, tous les jours on procède identiquement pour le vomissement, la diarrhée, la rétention d'urine, les spasmes, etc. J'échappe donc au reproche d'avoir créé un expédient pour le service de ma cause.

Telle est la voie détournée mais absolument sûre qui m'a conduit à ce que M. Chauffard appelle improprement ma double hypothèse, car rien n'est moins hypothétique que ma façon de raisonner.

Pour me convaincre d'erreur, mon honorable adversaire aurait dû, ce me semble, renverser d'abord mes prémisses, les conséquences seraient tombées d'elles-mêmes. Tout au contraire, il laisse de côté le théorème qui me sert de base et critique exclusivement les corollaires.

Certes, M. Chauffard n'est point de ceux auxquels la parole sert à déguiser la pensée; nul ne discute plus loyalement et ne découvre plus bravement sa poitrine. Cependant je me demande s'il fait plutôt la guerre aux mots qu'aux idées que ces mots représentent.

Le terme d'action réflexe lui est particulièrement désagréable, il s'irrite de le voir employer pour expliquer le tétanos, le délire tremblant, la dilatation des pupilles en cas de vers intestinaux, les accès intermittents qui suivent le cathétérisme, etc. J'accorde qu'un son monotone et trop souvent répété agace l'oreille, et je comprends, jusqu'à un certain point, le dépit de cet Athénien qui bannissait Aristide par cette seule raison qu'il l'entendait trop souvent appeler le Juste; mais l'impressionnabilité excessive de l'ouïe n'empêche pas le son de se produire, et le vote du Béotien d'Athènes n'a porté aucune atteinte à la gloire du philosophe. Ainsi en sera-t-il pour l'action réflexe.

Existe-t-il, oui ou non, des phénomènes morbides éclatant loin du foyer primitif d'irritation et ne pouvant se produire que par l'intermédiaire du système nerveux? Peut-on comprendre autrement que par la théorie de l'action réflexe, comment le masséter se contracte à la suite de l'écrasement d'un doigt, comment le vomissement succède à une piqûre de l'iris, etc.? Si les actions réflexes pathologiques sont si souvent invoquées, c'est qu'elles jouent, en pathologie, un rôle immense que toutes les négations du monde ne s'auraient effacer ni même amoindrir. M. Chauffard me paraît commettre une grosse erreur en limitant le champ de l'action réflexe à l'accomplissement des fonctions normales. Une action réflexe quelconque, acte naturel chez un homme bien portant, devient à l'occasion symptôme pathologique. Il est même quelques actions réflexes fort communes qui n'entrent point dans le cadre de nos fonctions, puisqu'on peut vivre cinquante ans sans les voir apparaître une fois, et qui par conséquent sont toujours l'expression d'un désordre, tels sont le hoquet et le vomissement, par exemple.

Je ne saurais donc accepter la définition incomplète, inexacte, et de plus assez obscure que donne notre éminent collègue lorsqu'il dit : « L'action réflexe indique seulement » un mode d'impression et de transmission sensitives, c'est » le mécanisme de la vie de sensibilité à travers le système » nerveux. »

Mais je vais plus loin, et je m'élève avec force contre l'anathème final : « Vraiment, s'écrie M. Chauffard, croit-on savoir et apprendre quelque chose aux autres avec ces élastiques formules et ces vides réponses ? »

Vraiment oui, répondrai-je, je suis heureux de savoir qu'une irritation quelconque, partie d'un point quelconque de la périphérie ou de la profondeur, peut parvenir, en suivant une route déterminée, jusqu'à un point déterminé des centres nerveux, duquel point part à son tour, pour un agent déterminé du système musculaire, un ordre précis de contraction. Je suis bien aise de savoir qu'on peut provoquer sûrement le vomissement en touchant avec une barbe de plume un espace muqueux de quelques millimètres où viennent se perdre de menus filets du nerf laryngé supérieur.

Je m'applaudis d'arriver au soupçon des helminthes par ce seul fait que la pupille a changé de dimensions, et d'avoir appris que, grâce à l'existence de quelques ramifications du pneumogastrique égarées dans le conduit auditif externe, un corps étranger peut provoquer une toux opiniâtre, rebelle à tout traitement, jusqu'au moment où l'extraction est pratiquée.

Lorsqu'à la suite d'un cathétérisme opératoirement irréprochable, je vois survenir un accès fébrile, je ne vais pas croire à une prétendue fièvre uréthrale, mais je me rappelle la loi de Bichat, en vertu de laquelle l'irritation d'un conduit excréteur amène dans la glande correspondante une congestion qui peut aller assez loin pour provoquer une réaction fébrile intense.

Possédant toutes ces notions et bien d'autres, puisque j'en pourrais remplir cent pages, je me fais un devoir de les apprendre à mes élèves ; aucun d'eux, en m'écoutant, ne m'a accusé de lui fournir des formules élastiques et des réponses vides. Je suis convaincu, tout au contraire, qu'ils retiendront mes préceptes et en tireront parti.

En résumé, voici ce que je maintiens fermement. Si un alcoolique atteint d'une fracture simple du péroné, est pris de *delirium tremens* pendant les quarante-huit heures qui suivent l'accident, ce délire doit être assimilé aux actions réflexes, car il en présente tous les caractères, c'est-à-dire les trois actes essentiels : 1° excitation périphérique transmise au centre ; 2° excitation de ce centre ; 3° réaction excentrique traduite par l'exaltation cérébrale et les mouvements désordonnés.

Si M. Chauffard croit défectueuse l'explication du fait choisi pour exemple, il voudra bien, sans doute, m'en fournir une meilleure.

Il me serait tout aussi facile de prouver l'existence réelle du délire septicémique ; mais ceci m'entraînerait trop loin, car il me faudrait d'abord détruire dans l'esprit de mon honorable contradicteur ce que je n'hésite point à qualifier de préjugé regrettable.

M. Chauffard ne veut point admettre la septicémie traumatique et il accumule sur elle toutes les malédictions imaginables : qu'il me permette d'ajourner la défense d'un des progrès les plus solides et les plus utiles de la chirurgie moderne. M. Chauffard désirait depuis longtemps m'attaquer sur ce terrain : qu'il veuille bien attendre la reprise prochaine de la discussion sur la pyohémie, il me retrouvera sur la brèche avec des convictions plus inébranlables encore. J'abandonnerai sans regret le terme de virus traumatique, mais je maintiendrai tout le reste. Voici, pour le moment, ce que je me contenterai de dire.

Lorsqu'un alcoolique atteint de fracture compliquée de la jambe est pris de délire au cinquième ou sixième jour, que le membre est tuméfié, enflammé, que la suppuration est fétide, que la fièvre est intense, la température à 39 1/2 ou 40 degrés, qu'il y a anorexie, soif vive, sécheresse de la langue, en un mot, état adynamique prononcé; je reste convaincu que l'excitation cérébrale est due à l'altération du sang plutôt qu'à la simple irritation du système nerveux.

Je répéterai à ce propos ce que j'ai dit plus haut, et je prierai M. Chauffard de me prouver qu'au milieu de ce cortége de symptômes dus manifestement à une intoxication générale, le délire, faisant exception, reconnaît une cause particulière.

Mais, me dit-on, en supposant prouvée cette double origine du délire, elle ne touche en rien aux conditions spéciales de l'alcoolisme et pourrait s'appliquer à tous les délires venant compliquer un traumatisme quelconque.

La remarque est fort juste, et j'ai mérité l'objection en posant mal la question. J'ai paru traiter le délire alcoolique, alors qu'en réalité je traitais du délire chez les alcooliques, ce qui est fort différent.

Cette explication fournie, et après avoir exprimé le regret d'avoir fait naître un malentendu, je persiste à croire qu'en agissant ainsi j'étais dans mon rôle de clinicien quêtant partout les éléments du pronostic.

Le délire surgissant chez les alcooliques blessés, je voulais savoir s'il reconnaissait une ou plusieurs causes, s'il naissait toujours dans les mêmes conditions, s'il présentait des apparences en rapport avec son origine, s'il comportait toujours la même gravité et réclamait uniformément les mêmes indications curatives; c'est pourquoi j'avais concentré à dessein toute mon attention sur la pathogénie.

Si la discussion, comme cela est désirable, reprend un

jour sur ce point, il faudra bien se rappeler que tout diathésique est un individu double, soumis d'une part à la pathologie spéciale corrélative à sa diathèse, et d'autre part à la pathologie commune à la généralité des êtres.

L'alcoolique ne fait pas exception. A coup sûr, il délire spécifiquement dans des cas où nul autre ne le ferait; mais il délire également lorsqu'il est soumis aux causes qui excitent le cerveau du premier venu. Cela est tellement vrai, que si le délire chez les ivrognes blessés revêt souvent sa livrée caractéristique, maintes fois il ne diffère en rien de celui qu'on observe dans les fièvres graves, les empoisonnements et même la manie aiguë.

Actuellement encore j'ai dans mon service deux blessés admis en plein délire et chez lesquels il a fallu quatre à cinq jours d'observation attentive pour porter le diagnostic réel. Ces deux individus sont maniaques et sobres.

Au reste, je ne suis pas le seul à dire qu'à côté du *delirium tremens*, il est d'autres modes d'excitation cérébrale chez les ivrognes. Ici, j'ai la satisfaction d'être d'accord avec M. Chauffard qui nous a décrit trois formes de délire alcoolique: une forme *paroxystique* qui ne diffère pas sensiblement de ma variété réflexe; une forme *asthénique primitive* ou adynamique qui ressemble fort à ma variété septicémique, et une troisième intermédiaire à laquelle conviendrait l'épithète de *méningitique* ou d'inflammatoire.

Si je voulais rentrer à fond dans la question, j'aurais une belle occasion de prendre ma revanche et de montrer que M. Chauffard, si sévère pour les hypothèses des autres, s'est laissé aller à une conception des plus fantaisistes en faisant correspondre chacune de ses trois formes cliniques à des états anatomiques déterminés des centres nerveux.

Il n'est pas moins séduisant qu'ingénieux de rapporter le *delirium tremens* à une simple imprégnation du cerveau par l'alcool sans lésions profondes, le délire inflammatoire à la sclérose, et le délire adynamique à la stéatose cérébrale; mais quelques bonnes observations bien détaillées avec autopsie bien complète feraient plus sûrement taire mes doutes.

Je conçois sans peine que mon honorable collègue repousse les formules « qui, s'appliquant à tout et ne spécialisant rien, » ne fournissent que des explications illusoires ». Mais, à mon tour, je trouve qu'on sert mal la pathologie et la clinique en voulant tout spécialiser et en créant des types distincts dans les livres ou les discours, mais introuvables au lit des malades ou dans les amphithéâtres.

Bien que limitée à un seul point, ma réponse doit vous sembler longue. Je ne voudrais néanmoins pas quitter cette tribune sans rappeler un élément capital du pronostic du délire des ivrognes ; on me semble trop oublier que si ce délire est un symptôme étroitement lié à l'intoxication alcoolique et comporte, en raison de l'organe affecté, une gravité intrinsèque, il n'est, dans un certain nombre de cas, que satellite de la lésion accidentelle qui a provoqué son explosion.

Or, cette lésion est elle-même légère ou sérieuse, et, dans ce dernier cas, capable d'influencer l'issue finale. Il n'est point indifférent de voir le délire éclater après une entorse ou l'écrasement d'un membre, après un simple excès de régime ou une pneumonie, ou une variole. En conséquence, tout en tenant compte des formes du symptôme et de l'état anatomique des centres nerveux, il est nécessaire, en cas de terminaison funeste, de fixer la quote-part de la lésion locale, cause occasionnelle du désordre cérébral.

Messieurs, usant du droit de légitime défense, et dans le fond et dans la forme, j'ai critiqué quelques paragraphes du discours de M. Chauffard, mais, en retour, j'en loue sans réserve la péroraison chaleureuse; oui, nous devons instruire et moraliser les générations présentes et futures, et leur inspirer l'horreur d'un vice qui conduit à la misère, à l'abjection, au crime même, et, en tout cas, à la mort prématurée. Oui, l'instituteur, le philosophe et le médecin doivent se croiser pour cette guerre sainte, mais il ne faut pas compter exclusivement sur l'efficacité de leurs efforts.

Un grand nombre d'individus n'ont jamais fréquenté l'école et ne s'y montreront jamais; les uns détruiront, par leur funeste exemple, les enseignements salutaires du moraliste ; les autres engendreront longtemps une race débile et maladive, proie prédestinée de la scrofule et des affections convulsives. Si les ivrognes de l'époque persistent dans l'ignorance et conservent l'impunité, nous attendrons un lustre peut-être avant de constater une atténuation sensible du mal.

Faisons prêcher partout la prophylaxie, mais tentons aussi la cure palliative et curative; si la peur est incapable d'inspirer l'amour de la vertu, elle peut quelquefois refréner les élans du vice. Le sentiment inné de la conservation, la crainte de la honte ou du châtiment ne sont pas à dédaigner quand il s'agit de corriger les hommes. Le médecin doit donc se liguer avec le législateur, ne fût-ce que pour le stimuler et le guider dans la confection des lois. Nous entrons dans une période où, pour remplir son devoir, chacun doit travailler à la régénération de la patrie en détresse. Une tâche immense incombe à la science, elle n'en refusera pas le poids. L'Académie de médecine, rouage important de l'organisme national, ne peut se contenter d'un labeur tranquille, fruit du loisir et de l'inspiration ; elle peut et doit prendre hardiment l'initiative, et parler haut sans qu'on l'interroge.

Pour que cette discussion porte ses fruits et franchisse, dans l'intérêt commun, les limites de cette enceinte, j'aurai l'honneur de vous soumettre une double proposition.

1° Faire rédiger par une commission prise dans votre sein une série de propositions sur les effets et les dangers de l'alcoolisme.

Ces propositions seront assez claires pour être comprises par tous, assez courtes pour être répandues à un nombre immense d'exemplaires dans les ateliers, les prisons, les hôpitaux, les bibliothèques populaires; assez saisissantes dans la forme pour frapper l'imagination et faire comprendre l'étendue du péril.

L'Académie tout entière signerait ce document.

2° Préparer une pétition qui serait adressée au prochain

pouvoir législatif et réclamerait en termes énergiques des lois contre l'ivrognerie. Ces lois existent dans la presque totalité du monde civilisé ; par une déplorable exception, la France en est dépourvue.

M. Chauffard répond à M. Verneuil qu'il n'a jamais nié l'action réflexe ni le progrès accompli par la physiologie moderne, qui a permis d'expliquer d'une manière satisfaisante des phénomènes physiologiques ou morbides compris autrefois sous la dénomination vague de sympathies.

Mais l'action réflexe ne donne que l'explication du mécanisme de ces actes ; elle ne donne pas la raison de la modification propre du système vivant qui engendre l'acte morbide. C'est cette cause qu'il s'agit de pénétrer, et l'action réflexe n'explique rien parce qu'elle est une expression banale qui s'applique à toutes sortes de causes.

En ce qui concerne l'alcoolisme, c'est dans l'affection, dans la vie altérée, affectée d'une certaine manière, qu'il faut chercher la raison d'être du délire alcoolique, et non dans cette explication banale de l'action réflexe.

Quant à la forme septicémique du délire chez les ivrognes, il n'y a rien là, suivant M. Chauffard, qui soit spécial au délire alcoolique. D'ailleurs, la septicémie, création de l'école allemande, est encore à prouver ; M. Chauffard accepte volontiers le rendez-vous que M. Verneuil lui a proposé sur ce terrain.

M. Chauffard s'associe entièrement aux conclusions proposées par M. Verneuil et qui seront le fruit de cette discussion.

L'orateur présente en terminant quelques vues générales sur l'alcoolisme considéré dans les races, et sur les différences de la force plastique propre à chacun de ces groupes de l'humanité. La question lui paraît digne des méditations des anthropologistes, qui jusqu'ici semblent s'être bornés à étudier l'homme par ses caractères purement extérieurs. Or, sous ces formes extérieures existe un fond vivant qui ne mérite pas moins d'attirer l'attention des observateurs. Cette étude révélerait à coup sûr des rapports surprenants entre les traits extérieurs et le fond plastique des divers types des races humaines. Il y a là, suivant M. Chauffard, une mine à exploiter plus riche qu'on ne croit généralement.

M. Verneuil n'admet, pas avec M. Chauffard, que la septicémie soit une création de l'école allemande; elle est née en France, grâce aux travaux de Gaspard, de Sédillot et d'autres; les Allemands ont eu seulement le mérite de la développer d'une manière remarquable.

Il en a été de même de l'anatomie générale et de l'histologie, nées en France avec Bichat, mais dont nous n'avons malheureusement pas su tirer parti. Si les Allemands ramassent les idées que nous laissons tomber dans l'oubli et en font leur profit, c'est nous seuls qu'il faut accuser.

Relativement à la question de l'alcoolisme dans les races, M. Verneuil rappelle qu'en 1867, au Congrès de Paris, il s'est enquis auprès des divers représentants de la chirurgie à l'étranger, de la manière dont les alcooliques des divers pays supportent les lésions traumatiques et les opérations chirurgicales. Il a appris qu'en Belgique, en particulier, les opérations réussissent très-bien chez les blessés alcooliques. Il s'est demandé si l'ivresse de la bière produisait les mêmes altérations organiques que celle du vin. Mais il n'a pu avoir sur ce point de renseignements satisfaisants. La question de l'alcoolisme dans les races est encore neuve et mérite toute l'attention de la Société d'anthropologie.

M. Broca pense que la meilleure loi pour la répression de l'ivrognerie serait celle qui lèverait tous les obstacles à la libre circulation du vin. C'est la rareté et la cherté du vin qui entraînent un grand nombre d'individus à l'abus des succédanés de cette boisson fortifiante.

Relativement à la question de l'alcoolisme dans les races, M. Broca dit que les vues indiquées par M. Chauffard ont appelé déjà l'attention de la Société d'anthropologie, qui les a inscrites à l'ordre du jour de ses discussions. Cette Société ne se borne pas à considérer l'homme au point de vue de ses caractères extérieurs, elle l'étudie encore dans ses actes et sa constitution intimes. La pathologie humaine tient une place considérable dans ses préoccupations.

Des renseignements que la Société d'anthropologie a recueillis sur l'ivresse chez les différents peuples, il résulte que toutes les races ne supportent pas de la même manière le phénomène initial, immédiat de l'alcoolisme, l'ivresse proprement dite. Les peuplades sauvages sont plus facilement influencées par l'eau-de-vie que les Européens qui les entourent. Quelle est la cause de cette différence? Est-elle primordiale ou le résultat d'une sélection graduelle? On l'ignore.

Quoi qu'il en soit, on observe que les peuples non habitués aux boissons alcooliques résistent moins à l'ivresse que ceux chez lesquels l'intoxication a dégénéré en habitude. Il en est de même pour les maladies qui font pour la première fois leur apparition dans certains pays. Des populations entières peuvent être anéanties par le fléau. On a observé cela pour la variole, la peste, la syphilis, les diathèses, le cancer en particulier, etc.

M. Broca termine en disant qu'il appuie les propositions contenues dans les conclusions de M. Verneuil.

M. le Président propose de renvoyer à la prochaine séance l'examen et la discussion de ces conclusions.

Séance du 21 février 1871.

M. Verneuil a la parole pour donner de nouveau lecture de ses conclusions (1).

Une commission composée de MM. Béclard, Bergeron, Chauffard, Gosselin et Verneuil, est nommée pour les examiner.

(1) Voyez page 156.

FIN.

TABLE DES MATIÈRES

Paris. — Imprimerie de E. MARTINET, rue Mignon, 2. — [130].

J.-B. BAILLIÈRE et FILS

LIBRAIRES DE L'ACADÉMIE IMPÉRIALE DE MÉDECINE

Paris, rue Hautefeuille, 19.

LONDRES	MADRID
Hip. Baillière, 219, Regent street.	C. Bailly-Baillière, plaza de Topete, 8.

Mars 1870.

NOUVEAUX ÉLÉMENTS D'ANATOMIE CHIRURGICALE

Par BENJAMIN ANGER

Chirurgien des hôpitaux,
Ex-professeur de l'amphithéâtre des hôpitaux de Paris, lauréat de l'Institut (Académie des sciences).

Ouvrage illustré de 1079 figures intercalées dans le texte et accompagné d'un atlas de 12 planches dessinées d'après nature, gravures sur acier et imprimées en couleur, et représentant les régions de la tête, du cou, de la poitrine, de l'abdomen, de la fosse iliaque interne, du périnée et du bassin.

1869, ouvrage complet, 1 vol. in-8 de 1055 pages, avec 1079 figures et atlas in-4 de 12 pl. coloriées avec texte explicatif, cartonné : 40 fr.
Séparément, le texte, 1 vol. in-8. — 20 fr.
Séparément, l'atlas, 1 vol. in-4. — 25 fr.

Dans l'étude de chaque région, l'auteur présente d'abord l'anatomie des formes extérieures et des parties accessibles à la palpation ; puis pénétrant plus avant, il fixe son attention sur la superstition des plans de la région sur les vaisseaux et les nerfs, sur les rapports de la région avec les autres régions, sur le développement; enfin il étudie les maladies chirurgicales, surtout au point de vue de l'anatomie et de la physiologie pathologiques et de la médecine opératoire, de sorte que l'élève, loin d'être rebuté par l'étude de l'anatomie stérile au premier abord, a une notion des maladies qui pourront affecter les organes qu'il vient d'étudier et voir le but de son travail. Autant que cela a été possible, aux descriptions est jointe la reproduction iconographique des tissus, des régions et de plus des exemples variés des maladies chirurgicales. Le plus grand nombre des dessins ont été exécutés d'après nature à l'amphithéâtre des hôpitaux.

Les *Eléments d'anatomie chirurgicale* offrent à nos yeux le mérite d'une grande clarté : c'est un livre complet, très au courant de la science, qui devra certes contribuer beaucoup à propager l'étude si nécessaire de cette branche de nos connaissances.

La première partie, la plus courte, comprend : l'Embryogénie et l'Anatomie générale, l'Histologie et quelques points de Pathologie chirurgicale générale.

Dans la seconde partie, qui constitue, à vraiment parler, le corps de l'ouvrage, se trouve l'Anatomie chirurgicale proprement dite, ou l'étude des régions. L'auteur a eu soin de ne faire d'anatomie descriptive que ce qui était absolument indispensable à étudier au point de vue de la pathologie et de la médecine opératoire. Toutes les questions importantes sont étudiées. On trouve peu de discussion et beaucoup de faits.

Les descriptions anatomiques ou pathologiques sont accompagnées d'un nombre considérable de figures qui contribueront certainement au succès de l'ouvrage. Pour certaines régions, des coupes bien rendues seront d'un grand secours. Parmi les meilleurs chapitres, citons ceux qui se rapportent aux articulations et aux luxations. On y trouvera nombre d'idées originales, des figures intéressantes et des descriptions courtes et claires pour bien des points habituellement fort obscurs.

(J. L. C., *Journal de médecine et de chirurgie pratiques*, 40e année, t. XL, p. 135.)

ENVOI FRANCO CONTRE UN MANDAT SUR LA POSTE.

CLINIQUE OPHTHALMOLOGIQUE

Par A. de GRAEFE,

Professeur à la Faculté de médecine de l'Université de Berlin.

Édition française, publiée avec le concours de l'auteur,

Par le docteur E. MEYER.

Paris, 1867, 1 vol. in-8 avec figures. — 8 fr.

Table des matières. — Du traitement de la cataracte par l'extraction linéaire modifiée, leçons sur l'amblyopie et l'amaurose ; de l'inflammation du nerf optique ; de la névro-rétinite ; de l'ophthalmie sympathique ; observations ophthalmologiques chez les cholériques ; notice sur les cysticerques.

DU DIAGNOSTIC

DES MALADIES DES YEUX

PAR LA CHROMATOSCOPIE RÉTINIENNE

PRÉCÉDÉ D'UNE ÉTUDE SUR LES LOIS PHYSIQUES ET PHYSIOLOGIQUES DES COULEURS

Par le docteur X. GALEZOWSKI,

Lauréat de la Faculté de Paris.

1 vol. in-8, avec 31 figures, une échelle chromatique comprenant 44 teintes, et 5 échelles typographiques tirées en noir et en couleurs. — 7 fr.

TRAITÉ MÉDICAL PRATIQUE

DES MALADIES DES YEUX

CONTENANT

L'EXPOSITION DES AFFECTIONS DES ORGANES DE LA VUE

ET LES

FORMULES MÉDICALES APPLICABLES A LEUR TRAITEMENT

PAR LE DOCTEUR ÉMILE MARTIN,

Médecin-oculiste des bureaux de bienfaisance de Marseille.

1 vol. in-18 jésus de 312 pages avec 17 figures et 2 planches coloriées

Comprenant en 10 dessins les principales altérations appréciables à l'ophthalmoscope. — 5 fr.

ATLAS D'OPHTHALMOSCOPIE

ACCOMPAGNÉ DE CONSIDÉRATIONS GÉNÉRALES SUR LES ALTÉRATIONS PROFONDES DE L'ŒIL VISIBLES A L'OPHTHALMOSCOPE DE TABLEAUX SYMPTOMATOLOGIQUES RÉSUMÉS D'UNE ÉCHELLE TYPOGRAPHIQUE ET D'UNE TABLE LOGARITHMIQUE POUR LA MESURE DES ANGLES VISUELS

Par le docteur E. MARTIN.

1 vol. in-4°, avec 40 figures dessinées et coloriées d'après nature. — 12 fr.

MOOREN (A.). **Des affections sympathiques de la vue**, par Albert MOOREN, traduit de l'allemand par le docteur A. LEDEAU (de Liége). Liége, 1870. Grand in-8 de 155 pages.

LAQUEUR (L.). **Études sur les affections sympathiques de l'œil.** Paris, 1869. In-8 de 56 pages. 1 fr. 25

ENVOI FRANCO CONTRE UN MANDAT SUR LA POSTE.

J.-B. BAILLIÈRE ET FILS

LIBRAIRES DE L'ACADÉMIE IMPÉRIALE DE MÉDECINE,
19, rue Hautefeuille, à Paris.

BIBLIOTHÈQUE DES OFFICIERS DU SERVICE DE SANTÉ

DE L'ARMÉE ET DE LA MARINE.

Archives de médecine navale. Directeur, M. Le Roy de Méricourt. Paraissent par numéro mensuel de 80 pages, et forment chaque année 2 vol. in-8. Abonnement annuel pour Paris, 12 fr. Pour les départements, 14 fr. Pour l'étranger, d'après les tarifs de la convention postale. Les tomes I à XIV (1864-70) sont en vente.

ARMAND (A.). L'Algérie médicale. Paris, 1854, 1 vol. in-8, avec une carte. 5 fr.

— Lettres sur l'expédition de Chine. Paris, 1859-1860, 1 vol. gr. in-8. 2 fr.

ARRAULT. Perfectionnement du matériel des ambulances. Paris, 1861, in-8. 1 fr. 25 c.

— Notice sur les secours aux blessés du champ de bataille. Paris, 1867, gr. in-8. 1 fr. 25 c.

ARTHUR (Ch.). The scale of medicines for the merchant service, 6e édit. London, 1851, in-18, cart. 1 fr. 50 c.

BALLINGALL (G.). Outlines of military Surgery. 2e édition. Edinburgh, 1838, gr. in-8, cart. 12 fr.

BARTHÉLEMY (A.-J.-C.). Nature et causes des lésions traumatiques à bord des bâtiments de guerre. Paris, 1865, in-8. 1 fr. 50 c.

BAUDENS (L.). Souvenirs d'une mission médicale à l'armée d'Orient. Paris, 1857, grand in-8, 110 p. 2 fr.

— La guerre de Crimée. Paris, 1858, 1 vol. in-12. 3 fr.

BÉGIN (L.-J.). Études sur le service de santé militaire en France. Paris, 1849, in-8. 4 fr. 50 c.

— Quels sont les moyens de rendre en temps de paix les loisirs du soldat français plus utiles à lui-même, à l'État et à l'armée. Paris, 1843, in-8. 50 c.

BERTHERAND (A.). Des plaies d'armes à feu de l'orbite. Paris, 1851, in-8. 1 fr.

— Campagnes de Kabylie. Paris, 1862, in-8, avec une carte. 6 fr.

— Campagne d'Italie de 1859. Paris, 1860, in-12. 3 fr. 50 c.

BERTULUS (E.). L'hygiène navale. Marseille, 1845, in-8. 1 fr. 25 c.

— Marseille et son intendance militaire. Marseille, 1864, 1 vol. gr. in-8. 12 fr.

BOISSEAU (Edm.). Des maladies simulées et des moyens de les reconnaître. Paris, 1870, 1 vol. in-8, avec figures. 7 fr.

BONNAFONT (J. P.). Du fonctionnement des ambulances civiles et internationales sur le champ de bataille. Paris, 1870, in-8 de 16 pages. 50 c.

BOUDIN (J.-C.-M.). Statistique de l'état sanitaire et de la mortalité des armées de terre et de mer. Paris, 1846, in-8. 3 fr. 50 c.

— Traité des fièvres intermittentes. Paris, 1842, in-8. 5 fr.

— Statistique médicale des armées. Paris, in-8. 2 fr.

— Etudes d'hygiène publique sur l'état sanitaire, les maladies et la mortalité des armées anglaises de terre et de mer. Paris, 1846, in-8. 3 fr. 50 c.

— Hygiène militaire comparée et statistique médicale des armées. Paris, 1848, in-8. 3 fr.

— Résumé des dispositions qui président aux opérations du recrutement, de la réforme et de la retraite. Paris, 1854, in-8. 1 fr.

— Souvenirs de la campagne d'Italie. Paris, 1861, in-8. 2 fr. 50 c.

CALLISEN (H.). Classis regiæ sanitatem tuendi methodum. Hauniæ, 1772, in-12. 1 fr.

CASTANO (F.). L'expédition de Chine. Paris, 1864, in-8. 5 fr.

CAZALAS (L.). Maladies de l'armée d'Orient. Paris, 1860, in-8. 3 fr. 50 c.

— Maladies de l'armée d'Italie. Paris, 1864, gr. in-8. 2 fr.

COCHE (A.-H.). De l'opération médicale du recrutement. Paris, 1829, in-8, rel. 3 fr.

COLIN (Léon). Traité des fièvres intermittentes. Paris, 1870, 1 vol. in-8. 8 fr.

— Etudes cliniques de médecine militaire. Paris, 1864, 1 vol. in-8. 5 fr.

COLOMBIER. Médecine militaire. Paris, 1778, 7 tomes en 6 vol. in-8. 15 fr.

Conférence internationale (Compte rendu de la), réunie à Genève pour étudier les moyens de pourvoir à l'insuffisance du service sanitaire dans les armées en campagne. Genève, 1863, gr. in-8. 3 fr. 50 c.

Conférences internationales des sociétés de secours aux blessés militaires des armées de terre et de mer. 2e édit. Paris, 1867, 2 vol. in-8 avec 4 planches. 8 fr.

CORLIEU (A.). Aide-mémoire de médecine et de chirurgie, vade-mecum du praticien. Paris, 1869, 1 vol. in-18 jésus, avec 439 figures, cart. 6 fr.

ENVOI FRANCO CONTRE UN MANDAT SUR LA POSTE.

COSTE (J.-Fr.). Du service des hôpitaux militaires. Paris, 1790, in-8. 3 fr.
DESGENETTES (R.). Histoire médicale de l'armée d'Orient, deuxième édition. Paris, 1830, in-8. 4 fr.
DESJOBERT. État sanitaire de l'armée. Paris, 1848, in-8. 25 c.
DIDIOT (A.). Relation médico-chirurgicale de l'expédition de Cochinchine. Paris, 1865, gr. in-8. 2 fr.
Discussion sur le typhus observé dans les armées pendant la guerre d'Orient. Constantinople, 1856, in-8. 3 fr.
DUFOUART. Analyse des blessures d'armes à feu. Paris, 1801, in-8. 3 fr.
DUTROULAU (A.-F.). Traité des maladies des Européens dans les pays chauds, 2e édit. Paris, 1868, in-8. 8 fr.
EVANS (Th.-W.). La commission sanitaire des États-Unis. Paris, 1865, in-8, avec 5 planches. 3 fr.
— Essais d'hygiène et de thérapeutique militaires. Paris, 1865, in-8. 7 fr.
— Les institutions sanitaires pendant le conflit austro-prussien-italien. Paris, 1867, 1 vol. in-8. 5 fr.
— Le même (en anglais). 3e édit. 1868, 1 vol. in-8. 5 fr.
FALLOT. Mémorial de l'expert dans la visite sanitaire des hommes de guerre. Bruxelles, 1837, 1 vol. in-8. 5 fr.
— Études cliniques ou choix d'observations recueillies à l'hôpital militaire de Namur. Bruxelles, 1843, in-8. 1 fr. 50 c.
FLEURY (J.). Hygiène et médecine navales. Montpellier, 1847, in-8. 1 fr. 50 c.
FONSSAGRIVES. Traité d'hygiène navale. Paris, 1856, in-8, avec 57 figures. 10 fr.
FORGET (P.). Médecine navale. Paris, 1832, 2 vol. in-8. 12 fr.
Formulaire pharmaceutique des hôpitaux militaires de la France. Paris, 1870, 1 vol. gr. in-8. 10 fr. 50 c.
— Le même. Paris, 1857, in-8. 7 fr.
GAMA (J.-P.). Plaies de tête et encéphalite. 2e édition, Paris, 1835, in-8. 2 fr. 50 c.
— Esquisse historique du service de santé militaire. Paris, 1841, 1 vol. in-8, rel. 8 fr.
GAUJOT (G.) et SPILLMANN (E.). Arsenal de la chirurgie contemporaine. Paris, 1867-71, 2 vol. in-8 de 800 pages, avec 1500 fig. *En vente* : tome Ier, par G. Gaujot, 1867, 1 vol. in-8, XXVI-772 pages, avec 410 fig. 12 fr.
— *Sous presse* : tome II, par E. Spillmann.
HASPEL (A.). Maladies de l'Algérie. Paris, 1850-1852, 2 vol. in-8. 12 fr.
HAUSSMANN (N.-V.). Des subsistances de la France, de la composition du pain de munition. Paris, 1848, in-8. 75 c.
HELYE (A.-M.). De la maladie en Algérie et dans les pays chauds. Paris, 1864, in-8. 3 fr.
HENOT. Désarticulation coxo-fémorale. Paris, 1851, in-4, avec 2 planches. 75 c.
HEYFELDER (O.). Traité des résections, traduit par Eug. Bœckel. Strasbourg, 1863, in-8, avec 8 planches. 7 fr.
HORNE (De). Journal de médecine militaire. Paris, 1782 à 1788, 7 vol. in-8. rel. 20 fr.
HUTIN (F.). Fragments historiques et médicaux sur l'hôtel des Invalides. Paris, 1851, in-8. 1 fr. 50 c.
— Statistique des hernies à l'hôtel des Invalides. Paris, 1853, in-8. 1 fr. 50 c.
— Mémoire sur la nécessité d'extraire les corps étrangers et les esquilles dans le traitement des plaies par armes à feu. Paris, 1852, in-4. 2 fr. 50 c.
— Anatomie des cicatrices dans les différents tissus. Paris, 1855, in-4. 4 fr.
JOBERT (A.-J.). Plaies d'armes à feu. Paris, 1833, in-8, 2 pl., rel. 7 fr. 50 c.
KERAUDREN (P.-F.). Causes des maladies des marins. Paris, 1817, in-8. 2 fr. 50 c.
LARREY (H.). Relation chirurgicale des événements de juillet 1830. Paris, 1830, in-8. 3 fr.
— Mémoire sur l'adénite cervicale et sur l'extirpation des tumeurs ganglionnaires du cou, observées dans les hôpitaux militaires. Paris, 1852, in-4. 2 fr.
— Rapport sur l'état sanitaire du camp de Châlons. Paris, 1858, grand in-8. 3 fr. 50 c.
— Du recrutement de l'armée. Paris, 1867, gr. in-8. 1 fr.
LARREY (D.-J.). Relation historique et chirurgicale de l'expédition de l'armée d'Orient en Égypte et en Syrie. Paris, 1803, 1 vol. in-8, rel. 4 fr.
— Mémoires de chirurgie militaire et campagnes. Paris, 1812-1817, 4 vol. in-8. 20 fr.
— Relation médicale de campagnes et voyages. Paris, 1841, 1 vol. in-8 avec pl. 4 fr.
— Clinique chirurgicale exercée particulièrement dans les camps et hôpitaux militaires. Paris, 1829-1836, 5 vol. in-8 et 2 atlas in-8 et in-4. 25 fr.

LAURE (F.). Histoire médicale de la marine française, pendant les expéditions de Chine et de Cochinchine. Paris, 1864, in-8. 3 fr.
LAURENT (C.). Vie et ouvrages de P.-F. Percy. Versailles, 1827, in-8. 2 fr.
LAVERAN (L.). De la mortalité des armées en campagne. Paris, 1863, in-8. 1 fr.
LECLERC (L.). Une mission médicale en Kabylie. Paris, 1864, in-8. 3 fr. 50 c.
LEDRAN (H.-R.). Pratique sur les plaies d'armes à feu. Paris, 1740, 1 vol. in-12. 2 fr.
— Le même. Amsterdam, 1741, 1 vol. in-12. 2 fr.
LEFÈVRE (A.). Recherches sur les causes de la colique sèche, observée sur les navires de guerre français. Paris, 1859, in-8. 4 fr. 50 c.
— Étiologie saturnine de la colique sèche. Paris, 1864, in-8. 1 fr. 25 c.
— Histoire du service de santé de la marine militaire et des écoles de médecine navale en France. Paris, 1867, 1 vol. in-8, avec 13 plans, cartes et fac-simile. 8 fr.
LE FORT (Léon). De la résection de la hanche dans les cas de plaies par armes à feu. Paris, 1861, in-4. 4 fr.
LEGOUEST. Traité de chirurgie d'armée. Paris, 1863, 1 vol. in-8, avec figures. 12 fr.
LÉVY (M.). Traité d'hygiène publique et privée. 5e édit. Paris, 1869, 2 vol. gr. in-8. 20 fr.
LIMAGNE (E. de). Manuel du service sanitaire. 2e édit. Paris, 1858, in-12. 1 fr. 50 c.
LOMBARD (C.-A.). Clinique chirurgicale relative aux plaies. Strasbourg, an VI, in-8. 1 fr.
— Clinique des plaies récentes. Strasbourg, an VIII, in-8. 1 fr. 50 c.
— Clinique chirurgicale des plaies faites par armes à feu. Lyon, 1804, in-8, rel. 1 fr. 50 c.
LOUBET. Traité des plaies d'armes à feu. Paris, 1753, in-12. 1 fr. 50 c.
LUSCOMBE (E.-T.). Practical observations on the means of preserving the health of soldiers. Edinburgh, 1820, in-8, cart. 4 fr.
MAILLOT (F.-C.). Fièvres intermittentes du nord de l'Afrique. Paris, 1836, in-8. 50 c.
MAILLOT (F.-C.) et PUEL. Aide-mémoire médico-légal de l'officier de santé de l'armée de terre. Paris, 1842, in-8. 6 fr.
MALLE (P.). Clinique chirurgicale de l'hôpital militaire de Strasbourg. Paris, 1838, 1 vol. in-8. 3 fr.
Manuel du chirurgien d'armée, par L. L. M. C. Paris, 1693, 1 vol. in-18. 1 fr. 50 c.
MARIT (J.-J.). Hygiène de l'Algérie. Paris, 1862, in-8. 5 fr.
MARMY (J.). Régénération des os par le périoste. Paris, 1866, in-4, avec 12 fig. 3 fr.
MARROIN (A.). Histoire médicale de la flotte française dans la mer Noire pendant la guerre de Crimée. Paris, 1861, in-8. 3 fr. 50 c.
MARSHALL (Henry). Military miscellany. London, 1846, in-8, cart. 8 fr.
MAURAN (G.). Maladies qui attaquent les gens de mer. Marseille, 1766, in-12, rel. 1 fr.
MEHEE (J.). Traité des plaies d'armes à feu. Paris, an VIII, in-8. 2 fr. 50 c.
MENIÈRE (Prosper). L'Hôtel-Dieu de Paris en juillet 1830. Paris, 1830, in-8. 3 fr.
MEYSEREY (de). La médecine d'armée. Paris, 1754, 3 vol. in-12. 5 fr.
MICHEL (baron). Statistique médicale de l'hôpital militaire du Gros-Caillou. Paris, 1842, in-8. 3 fr.
MITSCHELL (S.-W.), MOREHOUSE (G.-R.) and KEEN (W.-W.). Gunshot wounds. Philadelphia, 1864, in-18 jésus. 2 fr.
MONRO (Don.). Médecine d'armée. Paris, 1760, 2 vol. in-8. 5 fr.
MORACHE (G.). Pékin et ses habitants. Paris, 1869, in-8. 3 fr.
MORICHEAU-BEAUPRÉ. Mémoire sur le choix des hommes propres au service militaire dans l'armée de terre. Paris, 1820, in-8. 3 fr.
OTIS (G.-A.). A report on excisions of the Head of the femur for Gunshot Injury. Washington, 1869, in-4, avec 3 pl. et 69 figures. 10 fr.
— A report on amputations at the Hip joint in military surgery. Washington, 1867, in-4, avec 9 pl. noires et col., et 30 fig. 8 fr.
PAILLARD (A.). Relation chirurgicale du siége de la citadelle d'Anvers. Paris, 1832, in-8. 1 fr.
PASCAL. Discours sur la médecine militaire. Paris, 1835, in-8. 4 fr.
PERIER (J.-A.-N.). De l'hygiène en Algérie. Paris, 1847, 2 vol. grand in-8. 24 fr.
Plaies d'armes à feu (des). Communications faites à l'Académie de médecine, par MM. Baudens, Velpeau, Jobert, Bégin, etc. Paris, 1849, in-8. 3 fr. 50 c.
POGGIALE. Recherches sur les eaux des casernes, des forts et des postes-casernes des fortifications de Paris. Paris, 1853, in-8. 1 fr. 50 c.
— Du pain de munition distribué aux troupes. Paris, 1854, in-8. 1 fr. 50 c.
— Rapport inédit de Parmentier sur le pain des troupes. Paris, 1856, in-8. 1 fr. 50 c.

POP (G.-F.) et REY. Études sur L. Rouppe, analyse critique du traité *De morbis navigantium*. Paris, 1865, in-8. 1 fr. 50 c.
PRINGLE (J.). Observations sur les maladies des armées. Paris, 1838, in-8. 3 fr. 50 c.
— Le même. Paris, 1771, 2 vol. in-12. 2 fr. 50
— Le même. 1793, in-12. 2 fr.
PUEL (J.-A.-E.). Manuel réglementaire des officiers de santé. Metz, 1837, in-8. 4 fr.
RANBY (J.). Plaies d'armes à feu. Paris, 1745, 1 volume in-12. 1 fr. 50 c.
RAVATON. Traité des plaies d'armes à feu. Paris, 1750, in-12, rel. 1 fr. 50 c.
— Chirurgie d'armée. Paris, 1768, in-8, rel. 3 fr.
Recueil de mémoires et observations sur l'hygiène et la médecine vétérinaires militaires. Paris, 1847 à 1866, 14 vol. in-8. 140 fr.
— Séparément, volumes divers. Prix de chaque. 10 fr.
Recueil de mémoires de médecine, chirurgie et pharmacie militaires, 1re série. Paris, 1815 à 1846, 61 vol. in-8, y compris les tables. La collection. 200 fr.
— Séparément, les derniers volumes. Prix de chaque. 3 fr.
— Le même, 2e série. Paris, 1846 à 1858, 23 vol. in-8, dont 1 de table. 100 fr.
— Le même, 3e série. Paris, 1859-1867, 18 vol. Prix de chaque volume. 6 fr.
Règlements à l'usage de l'intendance sanitaire de Marseille. Marseille, 1836, in-8, relié. 4 fr.
REVOLAT (C.-B.). Hygiène militaire. Lyon, 1803, in-8 (4 fr.). 2 fr.
ROCHARD (J.). Du service chirurgical de la flotte en temps de guerre. Paris, 1861, in-8, avec figures. 3 fr.
ROLLET (M.). Statistique médicale du camp de la Gironde. Paris, 1848, in-8. 1 fr. 50 c.
ROUPPE (L.). De morbis navigantium. Lugd. Bat., 1764, in-8. 2 fr.
ROUX (G.). Histoire médicale de l'armée française en Morée. Paris, 1829, 1 volume in-8. 4 fr.
ROUX (Jules). De l'ostéomyélite et des amputations secondaires, d'après les observations recueillies sur les blessés de l'armée d'Italie. Paris, 1860, in-4, avec 6 pl. 5 fr.
ROZIER (V.). Législation sanitaire de l'armée de terre. Paris, 1853, 3 parties rel. en 1 vol. in-8. 15 fr.
— Séparément, 1re partie, in-8. 3 fr.
SARLANDIÈRE. Vade-mecum du chirurgien militaire. 2e édition. Paris, 1831, in-8. 2 fr.
SAUREL (L.). Traité de chirurgie navale, suivi d'un Résumé de leçons sur le service chirurgical de la flotte, par le docteur J. Rochard. Paris, 1861, in-8, avec 106 figures. 8 fr.
SCHWARTZ (H.). Lehre von den Schusswunden. Schleswig, 1854, grand in-8. 2 fr.
SÉDILLOT (Ch.). Campagne de Constantine de 1837. Paris, 1838, in-8, avec 1 carte. 3 fr.
SÉDILLOT (Ch.) et LEGOUEST (L.). Traité de médecine opératoire, bandages et appareils. 4e édit. 1870, 2 vol. in-8, avec figures en partie coloriées 20 fr.
SERRIER (L.). Nature des complications et traitement des plaies d'armes à feu. Paris, 1844, in-8. 4 fr. 50 c.
SPILLMANN (E.). Résultats de la chirurgie conservatrice comparés à ceux des résections et des amputations. Paris, 1868, in-8. 1 fr. 50 c.
— De la résection du genou. Paris, 1868, in-8. 75 c.
— Résection de l'articulation tibio-tarsienne. Paris, 1869, in-8. 1 fr.
— Résection de la tête du fémur. Paris, 1870, in-8. 75 c.
Statistique médicale de l'armée pendant les années 1862, 1863 et 1865. Paris, 1864-1867, 3 vol. in-4. 15 fr.
TROMPEO (B.). Cenni sull' igiene della gente di mare. Torino, 1854, in-8. 1 fr. 50 c.
VALLIN. De la salubrité de la profession militaire. Paris, 1869, in-8. 1 fr. 25 c.
VAN SWIETEN. Description abrégée des maladies qui règnent le plus communément dans les armées. Paris, 1760, in-12. 1 fr. 50 c.
VINCENT. Exposé clinique des maladies des Kabyles. Paris, 1862, in-8. 2 fr.
WAHU (A.). Mémorial thérapeutique et pharmaceutique des officiers de santé de l'armée de terre. Paris, 1846, in-18. 1 fr. 50 c.
WARLOMONT. L'ophthalmie militaire. Bruxelles, 1859, in-8. 3 fr.
WOODWARD (J.-J.). Reports on the extent and nature of the materials available for the preparation of a medical and surgical history of the rebellion. Philadelphia, 1866, in-4, avec 9 pl. noires et col. et 109 fig. 15 fr.

ÉTUDES
DE MÉDECINE CLINIQUE

FAITES

AVEC L'AIDE DE LA MÉTHODE GRAPHIQUE ET DES APPAREILS ENREGISTREURS

Par P. LORAIN

Professeur agrégé à la Faculté de médecine de Paris, médecin de l'hôpital Saint-Antoine, etc.

LE POULS

SES VARIATIONS ET SES FORMES DIVERSES DANS LES MALADIES.

1870, 1 vol. in-8 de XII-372 pages, avec 488 pl. graphiques. — 10 fr.

Frappé des progrès obtenus dans différentes branches des sciences physiques par l'emploi des appareils enregistreurs et des courbes, l'auteur a voulu en essayer l'application à l'étude des maladies.

Après avoir commencé par exposer les généralités de la méthode et donné l'analyse des travaux contemporains qui ont trait au sujet, afin de permettre au lecteur de se rendre compte de l'ensemble des efforts tentés dans différents pays pour la solution de cet important problème, M. Lorain étudie en détail toutes les questions théoriques, physiologiques et mécaniques, et expose les expériences de laboratoire; il insiste sur l'usage pratique de l'appareil Enregistreur du pouls, c'est-à-dire sur la manière dont on doit se servir du sphygmographe, sur le moyen de mesurer les traces sphygmographiques et sur les influences diverses qui font varier la grandeur et la forme des traces, telles que l'émotion, l'exercice, la nourriture, le réveil, la taille, la douleur, l'élévation du bras, l'effort et le mode de respiration.

L'auteur arrive aux recherches cliniques ou étude du pouls au point de vue de sa forme et de son rhythme dans diverses maladies : il traite du pouls dans certaines maladies aiguës (fièvres typhoïdes, fièvres intermittentes, pneumonies, pleurésie, asthme, rhumatisme), dans la chlorose et la puerpéralité, dans les maladies des enveloppes du cerveau et du cerveau lui-même (maladies aiguës, albumineuses, méningite, ataxie, hémorrhagie cérébrale, paralysie), dans les intoxications diverses (plomb, mercure, charbon, tabac, alcool, tremblements musculaires), chez les vieillards, dans les maladies du cœur (insuffisance aortique, rétrécissement aortique, insuffisance mitrale, rétrécissement mitral, anévrysme de l'aorte, endocardite aiguë, etc.)

Dans un dernier chapitre, M. Lorain expose la thérapeutique des maladies du cœur, l'action de la saignée sur le pouls, l'action de la digitale sur le cœur; et les applications médico-légales des notions relatives au pouls.

Du même auteur :

Études de médecine clinique et de physiologie pathologique. Le Choléra, observé à l'hôpital Saint-Antoine. Paris, 1868, 1 vol. gr. in-8, 220 pages avec planches graphiques coloriées. 7 fr.

Ouvrage couronné par l'Institut (Académie des sciences).

De l'albuminurie. Paris, 1860, in-8. 2 fr. 50

ENVOI FRANCO CONTRE UN MANDAT SUR LA POSTE.

J.-B. BAILLIÈRE ET FILS,
LIBRAIRES DE L'ACADÉMIE IMPÉRIALE DE MÉDECINE,
Rue Hautefeuille, 19, à Paris.

LONDRES,	MADRID,
HIPPOLYTE BAILLIÈRE.	C. BAILLY-BAILLIÈRE.

Septembre 1870.

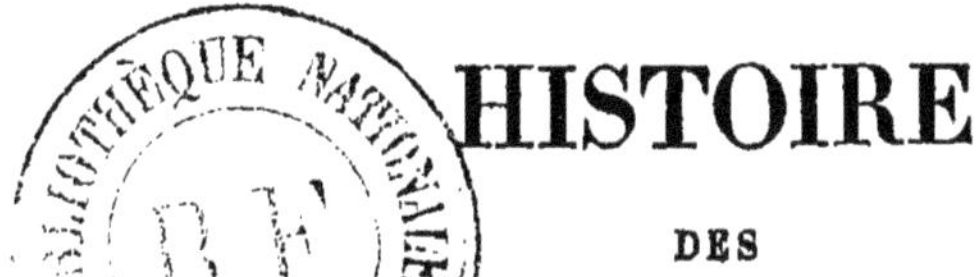

HISTOIRE DES SCIENCES MÉDICALES

COMPRENANT

L'ANATOMIE, LA PHYSIOLOGIE, LA MÉDECINE
LA CHIRURGIE ET LES DOCTRINES DE PATHOLOGIE GÉNÉRALE

PAR

CH. DAREMBERG

Professeur chargé du cours d'histoire de la médecine au Collége de France,
Membre de l'Académie impériale de médecine, bibliothécaire de la bibliothèque Mazarine, etc.

Ouvrage complet. — Paris, 1870, 2 volumes in-8. . . . 20 fr.

M. Daremberg a donné en quatre années (1864-1867), c'est-à-dire en cent soixante-quinze leçons, l'histoire générale des sciences médicales depuis les temps historiques jusqu'aux premières années du XIXe siècle. La tâche était d'autant plus difficile, l'entreprise d'autant plus téméraire, que l'histoire de la médecine était restée fort en arrière des autres histoires.

Ce qu'il faut particulièrement chercher dans cet ouvrage, c'est le développement général de la médecine, c'est la détermination des lois qui ont présidé à ce développement, des circonstances éclatantes ou obscures, constitutionnelles ou accessoires, qui l'ont retardée ou avancée; c'est l'étude des méthodes qui ont tour à tour présidé aux évolutions de la science, à l'invention des doctrines ou des systèmes; c'est enfin la considération des influences réciproques que les diverses branches de la médecine ont exercées les unes sur les autres et sur la marche générale de la science.

L'auteur a donné plus de développement à l'histoire des temps modernes qu'à celle des temps anciens, ou qu'au moyen âge, par deux raisons : la

Envoi FRANCO, par la poste, contre un Mandat.

première, c'est que l'histoire moderne, à cause de ses relations plus intimes avec la médecine actuelle, offre plus d'intérêt; la seconde, c'est que l'histoire ancienne et celle du moyen âge réclament un appareil d'érudition qu'il ne voulait pas mettre dans un ouvrage qui est, avant tout, destiné à suivre les grands mouvements de la science, à initier les lecteurs à l'étude de l'histoire.

Nous rappellerons en peu de mots les études que M. Daremberg a poursuivies sans relâche depuis 1839; il n'a cessé un instant de lire, d'exraire les textes, d'en publier un certain nombre ou de les traduire, de donner presque chaque année quelque mémoire sur divers sujets d'histoire et d'érudition. Pendant plus de dix ans il a parcouru l'Europe pour étudier, copier ou collationner les manuscrits grecs, latins ou français.

ŒUVRES COMPLÈTES
D'HIPPOCRATE

TRADUCTION NOUVELLE AVEC LE TEXTE EN REGARD

COLLATIONNÉ SUR LES MANUSCRITS ET TOUTES LES ÉDITIONS

ACCOMPAGNÉE D'UNE INTRODUCTION

de Commentaires médicaux, de Variantes et de Notes philologiques

SUIVIE

D'UNE TABLE GÉNÉRALE DES MATIÈRES

PAR É. LITTRÉ

Membre de l'Institut (Académie des inscriptions et belles-lettres)
et de l'Académie impériale de médecine.

OUVRAGE COMPLET, 10 forts volumes in-8°. — 100 fr.

Le *tome I*er est consacré presque entièrement à une *Introduction* (pages 1-78). Là sont traitées les questions préliminaires dont la solution importe à l'intelligence des livres hippocratiques. Le volume est terminé par le traité *De l'ancienne médecine*, ouvrage important de philosophie scientifique.

Le *tome II* renferme le traité *Des Airs, des Eaux et des Lieux*, le *Pronostic*, le livre *Du Régime des maladies aiguës*, et le premier livre *Des Épidémies*. Les pays chauds sont affectés endémiquement de fièvres intermittentes, rémittentes et continues, marquées d'un caractère à peu près étranger aux régions tempérées non marécageuses. M. Littré a montré, dans un *Argument*, que les fièvres décrites par Hippocrate y devaient être rapportées. Cette remarque a jeté un jour tout nouveau sur la pyrétologie du vieux médecin grec, et donne un élément de plus à l'étude des maladies suivant leur distribution géographique.

Envoi FRANCO, par la poste, contre un Mandat.

Dans le *tome III* sont le troisième livre des *Épidémies*, le traité *Des Plaies de tête*, le livre *De l'Officine du médecin* et celui *Des Fractures*, un des traités s plus importants, le moins connu, qui par une révision des textes et une avante interprétation, en fait un livre que tous les chirurgiens doivent consulter.

Le *tome IV* comprend le traité *Des Articulations*, le *Mochlique*, les *Aphorismes*, le *Serment* et la *Loi*.

Dans le *tome V* se trouvent les IIe, IVe, Ve, VIe et VIIe livres *Des Épidémies*, le traité *Des Humeurs*, le premier livre du *Prorrhétique* et les *Prénotions de Cos*. Ces cinq livres *Des Épidémies* donnent lieu à des études sur la pratique et la clientèle des médecins hippocratiques : ils donnent lieu aussi à un essai sur le caractère de plusieurs des grandes épidémies qui ont affligé l'antiquité.

Le *tome VI* renferme : le traité *De l'Art*, destiné à combattre ceux qui prétendent que la médecine n'existe pas; *De la Nature de l'homme*; *Du Régime salutaire*, qui donne des préceptes hygiéniques ; *Des Vents*, qui attribue toutes les maladies à une cause unique (le vent ou *pneuma*); *De l'Usage des liquides;* le livre premier *Des Maladies*, ouvrage dont le but est de donner au médecin des idées générales sur les nécessités pathologiques qui font qu'une maladie a telle ou telle issue, et sur les conditions que le médecin doit remplir pour exercer habilement; les livres *Des Affections*; *Des Lieux dans l'homme*, qui renferme une proposition dont l'homœopathie s'est emparée; *De la Maladie sacrée*, remarquable surtout par deux points de doctrine : le premier, c'est que toutes les maladies sont de cause naturelle; le second, c'est que toute fonction intellectuelle et morale appartient au cerveau; *Des Plaies; Des Hémorrhoïdes et des Fistules;* enfin le grand traité *Du Régime et des Songes.*

Tome VII. Des Maladies, livres II, III (162 pages). — Des Affections internes (140 pages). — De la nature de la Femme (50 pages).— Du Fœtus à sept, huit et neuf mois, de la Génération, de la nature de l'Enfant (80 pages).— Des Maladies, livre IV (70 pages), etc.

Tome VIII. Maladies des Femmes, des Femmes stériles, des Jeunes Filles, d la Superfétation, de l'Anatomie, de la Dentition, des Glandes, des Chairs, des Semaines, etc.

Tome IX. Prorrhétique. — Du Cœur. — De l'Aliment. — De la Vision. — De la nature des Os. — Du Médecin. — De la Bienséance. — Préceptes. — Des Crises, Jours critiques, Décrets, Harangues, Lettres et Discours. — Appendice.

Tome X et dernier. Dernières remarques. — Table générale alphabétique, travail considérable de 400 pages, complément indispensable dans une collection qui comprend, comme les Œuvres d'Hippocrate, 70 traités sur des sujets variés.

Il a été tiré quelques exemplaires sur grand papier jésus vélin. Prix de chaque volume .... 20 fr.

HISTOIRE DE LA MÉDECINE GRECQUE DEPUIS ESCULAPE jusqu'à Hippocrate exclusivement, par le docteur M. S. HOUDART. Paris, 1856, in-8 de 320 pages (6 fr.). 3 fr.

ÉTUDES HISTORIQUES ET CRITIQUES sur la vie et la doctrine d'Hippocrate et sur l'état de la médecine avant lui, par le docteur HOUDART, membre correspondant de l'Académie de médecine; 2e *édition augmentée.* Paris, 1840, in-8. 4 fr. 50

Envoi FRANCO, par la poste, contre un Mandat.

ŒUVRES
ANATOMIQUES, PHYSIOLOGIQUES ET MÉDICALES
DE GALIEN

Traduites sur les textes imprimés et manuscrits

ACCOMPAGNÉES DE SOMMAIRES, DE NOTES, DE PLANCHES, ETC.

Par le Dr Ch. DAREMBERG

2 forts volumes grand in-8 de 700 pages. . . . 20 francs.

Galien était un grand anatomiste ; il suffit, pour s'en convaincre, de suivre ses descriptions sur la nature dans le livre *De l'Utilité des parties;* — c'était un habile physiologiste, ses ingénieuses expériences sur les systèmes nerveux et sanguins en sont un irrécusable témoignage ; — c'était un pathologiste éminent, son beau traité *Des Lieux affectés* ne laisse aucun doute à cet égard.

Le traité de l'*Utilité des parties du corps*, dont on ne paraît pas avoir compris le vrai caractère, se résume dans cette sentence d'Aristote : *Que la nature ne fait rien en vain.* Aussi Galien, loin d'y traiter les questions de physiologie proprement dite, ne s'y occupe qu'à découvrir et à démontrer que les parties ne pouvaient être mieux disposées qu'elles ne le sont, et qu'elles sont parfaitement adaptées aux fonctions qu'elles ont à remplir. — Une conception hardie, et jusqu'à un certain point nouvelle, de la parfaite harmonie entre les diverses parties du corps, est une des qualités qui distinguent cet ouvrage.

Dans le *Traité des Lieux affectés*, Galien a devancé l'école moderne, en démontrant, par la théorie et par les faits, combien il importe d'abord à la connaissance des maladies, puis à la thérapeutique, de savoir exactement le siége du mal, en d'autres termes, d'arriver au diagnostic local.

Les traités *Des Facultés naturelles, Du Mouvement des muscles, Des Sectes, aux étudiants, De la meilleure Secte à Thrasybule,* nous présentent une idée à peu près complète de la physiologie théorique et expérimentale de Galien.

Le traité *De la Méthode Thérapeutique à Glaucon* donnera une idée de la manière dont il concevait et exposait les généralités sur la médecine.

GLOSULÆ QUATUOR MAGISTRORUM SUPER CHIRURGIAM ROGERII ET ROLANDI, publiées par Ch. DAREMBERG. *Napoli*, 1854, in-8 de LXIV-228 p. 4 fr. 50

DE SECRETIS MULIERUM, De chirurgia, de modo medendi, libri septem, Poema medicum ; nunc primum ad fidem codicis Mazarinæi, edidit C. DAREMBERG. *Napoli*, 1854, in-8 de 178 pages. 3 fr. 50

STORIA DELLA MEDICINA IN ITALIA, dell dott. Salvator RENZI. *Napoli*, 1845 à 1848. 5 vol. in-8. 40 fr.

FLOS MEDICINÆ, scholæ salertina, seconde édition entièrement refondue, comprenant les travaux inédits de Baudry de Balzac, et les vers nouvellement recueillis par Ch. Daremberg et S. de Renzi, publié par les soins du docteur S. DE RENZI. Naples, 1859, in-8 de LXVIII-128 pages. 4 fr.

STORIA DOCUMENTA DELLA SCOULA MEDICA DI SALERNO, seconda edizione. *Napoli*, 1857, in-8 de 608-CLXXXIV pages. 12 fr.

MAGISTRI SALERNI. Tabulæ et Compendium, extraits des manuscrits de la Bibliothèque impériale de Paris, enrichis de notes et de notices bibliographiques et historiques de Baudry de Balzac. Naples, 1859, in-8 de 68 pages. 2 fr. 50

Envoi FRANCO, par la poste, contre un Mandat.

ŒUVRES D'ORIBASE

TEXTE GREC, EN GRANDE PARTIE INÉDIT

COLLATIONNÉ SUR LES MANUSCRITS

Traduit pour la première fois en français, avec une Introduction, des Notes, des Tables et des Planches,

PAR LES DOCTEURS

BUSSEMAKER ET DAREMBERG.

6 forts vol. in-8, gr. papier, imprimés à l'Imprimerie impériale.

Les tomes I à IV, chacun de 750 pages, sont en vente. — Prix du vol. : 12 fr.

Les quatre volumes publiés comprennent :

Tome Ier. Plan de la collection des médecins grecs. — Les rapports de l'Académie des inscriptions et belles-lettres et de l'Académie impériale de médecine. — Collection médicale, livres comprenant les aliments, les boissons, les exercices (avec des notes sur la Gymnastique chez les anciens).

Tome IIe. Collection médicale, livres comprenant les émissions sanguines, les évacuations; de l'air et des localités; des médicaments externes; des bains; médication topique; médicaments simples, médicaments composés (avec des notes importantes).

Tome IIIe. Physiologie et Pathologie générales, physiologie de la Génération; hygiène, pathologie et symptomatologie générales; Splanchnologie; Nomenclature, os, muscles, nerfs, vaisseaux; Tumeurs contre nature (abcès, sinus, vésicules, fistules, gangrène, etc., du sphacèle, de l'érysipèle, des squirrhes, de l'herpès, du phagédénisme, de l'œdème, des furoncles, etc.).

Tome IVe. Comprenant : des Tumeurs enkystées; des contractures de la langue; des varices, des scrofules, de l'emphysème, de l'anévrysme, du traitement de l'éléphantiasis, des dépôts, des fractures, des luxations, du déplacement des os du pied, des lacs, des bandages et des machines, du plinthium de Nilée, du glossocome de Nymphadore, machine de l'artisan, du banc d'Hippocrate, de l'hypospadias, de la hernie, des ulcères, etc.

L'ÉCOLE DE SALERNE. Traduction en vers français, par CH. MEAUX SAINT-MARC, avec le texte latin en regard (1870 vers), précédée d'une introduction par Ch. Daremberg. — **DE LA SOBRIÉTÉ**, conseils pour vivre longtemps, par L. CORNARO, traduction nouvelle. Paris, 1861, 1 vol. in-18 jésus de LXXII-344, avec 5 vignettes. 3 fr. 50

RECHERCHES SUR L'ÉTAT DE LA MÉDECINE DURANT LA PÉRIODE **PRIMITIVE** de l'histoire des Indous, par le docteur Ch. DAREMBERG. Paris, 1867, in-8 de 24 pages. 1 fr. 25

NOTICES ET EXTRAITS DES MANUSCRITS MÉDICAUX GRECS, LATINS ET FRANÇAIS, des principales bibliothèques d'Europe, 1re partie, BIBLIOTHÈQUES D'ANGLETERRE, par Ch. DAREMBERG. Paris, 1853, in-8. 7 fr.

Envoi FRANCO, par la poste, contre un Mandat.

MOSCHIONIS **DE MULIERUM PASSIONIBUS.** Libri græce et latine edente, F. DEWETZ. Viennæ, 1793, in-8. 3 fr.

CELSI (A. C.) **DE RE MEDICA LIBRI OCTO**, editio nova, curantibus P. FOUQUIER, in Facultate Parisiensi professore, et F.-S. RATIER, D. M. Parisiis, 1823, in-18. 2 fr.

ALBUCASIS. **DE CHIRURGIA**, arabice et latine, cura J. CHANNING. Oxonii, 1778, 2 vol. in-4 avec figures. 50 fr.

LA CHIRURGIE D'ALBUCASIS, traduite par le docteur Lucien LECLERC, médecin-major, précédée d'une introduction. Paris, 1861, in-8, 342 pages avec pl. 6 fr.

ÉTUDES SUR LE TRAITÉ DE MÉDECINE D'ABOUJAFAR AH'MAD, intitulé : *Zad Al-Mocafir*, «La provision du voyageur», par G. Dugat, membre de la Société asiatique. Paris, 1853, in-8 de 64 pages (2 fr. 50). 1 fr.

LA MÉDECINE DU PROPHÈTE, traduit de l'arabe par PERRON. 1860, in-8 de 228 pages. 4 fr.

LETTRES DE GUI PATIN. Nouvelle édition augmentée de lettres inédites, précédée d'une notice biographique, accompagnée de remarques scientifiques, historiques, philosophiques et littéraires, par REVEILLÉ-PARISE. Paris, 1846, 3 vol. in-8, avec le *portrait* et le fac-simile de GUI PATIN. 21 fr.

Les lettres de Gui Patin sont de ces livres qui ne vieillissent jamais, et quand on les a lues, on en conçoit aussitôt la raison. Ces lettres sont en effet l'expression la plus pittoresque, la plus vraie, la plus énergique, non-seulement de l'époque où elles ont été écrites, mais du cœur humain, des sentiments et des passions qui l'agitent. — Tout à la fois savantes, érudites, spirituelles, profondes, enjouées, elles parlent de tout : mouvements des sciences, hommes et choses, passions sociales et individuelles, révolutions politiques, etc. C'est donc un livre qui s'adresse aux savants, aux médecins, aux érudits, aux gens de lettres, aux moralistes, etc.

LA MÉDECINE A TRAVERS LES SIÈCLES. Histoire et philosophie, par J. M. GUARDIA, docteur en médecine et docteur ès lettres. 1 vol. in-8 de 800 pages. 10 fr.

Table des matières : HISTOIRE. La tradition médicale. La médecine grecque avant Hippocrate. La légende hippocratique. Classification des écrits hippocratiques. Documents pour servir à l'histoire de l'art. — PHILOSOPHIE. Questions de philosophie médicale. Nos philosophes naturalistes. Sciences anthropologiques. Buffon. La philosophie positive et ses représentants. La métaphysique médicale. Asclépiade, fondateur du méthodisme. Esquisse des progrès de la physiologie cérébrale. De l'enseignement de l'anatomie générale. La méthode expérimentale et la physiologie. Les vivisections à l'Académie de médecine. Les misères des animaux. Abus de la méthode expérimentale. Philosophie sociale.

HISTOIRE DES SCIENCES NATURELLES AU MOYEN AGE, ou Albert le Grand et son époque considérés comme point de départ de l'école expérimentale, par F. A. POUCHET, directeur du Muséum d'histoire naturelle de Rouen. Paris, 1853. 1 beau vol. in-8. 9 fr.

LETTRES PHILOSOPHIQUES ET HISTORIQUES SUR LA MÉDECINE AU XIXe SIÈCLE, par le docteur P. V. RENOUARD. Troisième édition, corrigée et considérablement augmentée. Paris, 1861. in-8 de 240 pages. 3 fr. 50

Ces lettres traitent : I. La médecine jugée par les médecins. — II. Est-il, en médecine, un moyen de discerner le vrai du faux, le certain de l'hypothèse? — III. Des causes qui engagèrent les médecins à quitter la voie primitive de l'observation pure. — IV. La physiologie pathologique peut-elle être, oui ou non, en totalité ou en partie, le fondement direct et immédiat de la thérapeutique? — V. De l'éclectisme en médecine. — VI. De l'homœopathie. — VII Des méthodes thérapeutiques. — VIII. Réponse à quelques objections concernant la doctrine empiri-méthodique. — IX. Du rang que la médecine doit occuper dans un système général des connaissances humaines, et du degré de certitude qu'elle peut atteindre. — X. Les doctrines médicales devant l'Académie impériale de médecine. — XI. Les doctrines médicales devant les Facultés de médecine de France.

LA MÉDECINE ET LES MÉDECINS, philosophie, doctrines, institutions, critiques, mœurs et biographies médicales, par Louis PEISSE. Paris, 1857. 2 vol. in-18 jésus. 7 fr.

Cet ouvrage comprend : Esprit, marche et développement des sciences médicales. — Découvertes et découvreurs. — Sciences exactes et sciences non exactes. — Vulgarisation de la médecine. — La méthode numérique. — Le microscope et les microscopistes. — Méthodologie et doctrines. — Comme on pense et ce qu'on fait en médecine à Montpellier. — L'encyclopédisme et le spécialisme en médecine. — Mission sociale de la médecine et du médecin. — Philosophie des sciences naturelles. — La philosophie et les philosophes par-devant les médecins. — L'aliénation mentale et les aliénistes. — Phrénologie : bonnes et mauvaises têtes, grands hommes et grands scélérats. — De l'esprit des bêtes. — Le feuilleton. — L'Académie de médecine. — L'éloquence et l'art à l'Académie de médecine. — Charlatanisme et charlatans. — Influence du théâtre sur la santé. — Médecins poëtes. — Biographie.

Envoi FRANCO, par la poste, contre un Mandat.

OEUVRES COMPLÈTES D'AMBROISE PARÉ, revues et collationnées sur toutes les éditions, avec les variantes; *ornées de 217 figures* et du portrait de l'auteur, accompagnées de notes historiques et critiques, et précédées d'une introduction sur l'origine et les progrès de la chirurgie en Occident du VIe au XVIe siècle, et sur la vie et les ouvrages d'Ambroise Paré, par J.-F. MALGAIGNE, chirurgien de l'hôpital de la Charité, professeur à la Faculté de médecine de Paris. Paris, 1840, 3 vol. grand in-8 à deux colonnes. 36 fr.

ÉLOGES LUS DANS LES SÉANCES PUBLIQUES DE L'ACADÉMIE ROYALE DE CHIRURGIE DE 1750 A 1792, par A. LOUIS, recueillis et publiés pour la première fois, au nom de l'Académie impériale de médecine, et d'après les manuscrits originaux, avec une Introduction, des notes et des éclaircissements, par FRÉD. DUBOIS (d'Amiens), secrétaire perpétuel de l'Académie impériale de médecine. Paris, 1859, 1 vol. in-8 de 548 pages. 7 fr. 50

Cet ouvrage contient: Introduction historique par *M. Dubois*, 76 pages; Eloges de J.-L. Petit, Bassuel, Malaval, Verdier, Rœderer, Molinelli, Bertrandi, Foubert, Lecat, Ledran, Pibrac, Benomont, Morand, Van Swieten, Quesnay, Huller, Flurent, Willius, Lamartinière, Houstet, de la Faye, Bordenave, David, Faure, Caqué, Fagner, Camper, Hevin, Pipelet, et l'éloge de Louis, par Sue.

Embrassant tout un demi-siècle et renfermant, outre les détails historiques et biographiques, des appréciations et des jugements sur les faits, cette collection forme une véritable histoire de la chirurgie française au XVIIIe siècle.

HISTOIRE DES MEMBRES DE L'ACADÉMIE ROYALE DE MÉDECINE, ou Recueil des éloges lus dans les séances publiques, par E. Pariset, secrétaire perpétuel de l'Académie de médecine, etc., *édition complète*, publiée sous les auspices de l'Académie, précédée de l'éloge de Pariset, par F. DUBOIS (d'Amiens), secrétaire perpétuel de l'Académie de médecine. Paris, 1850, 2 beaux vol. in-12. 7 fr.

Cet ouvrage comprend : Discours d'ouverture de l'Académie royale de médecine. — Éloge de Corvisart, — Cadet de Gassicourt, — Berthollet, — Pinel, — Beauchêne, — Bourru, — Percy, — Vauquelin, — G. Cuvier, — Portal, — Chaussier, — Dupuytren, — Scarpa, — Desgenettes, — Laennec, — Tessier, — Huzard, — Marc, — Lodibert, — Bourdois de la Motte, — Esquirol, — Chevreul, — Larrey, — Lerminier, — A. Dubois, — Alibert, — Geoffroy Saint-Hilaire, — A. Paré, — Broussais, — Bichat, etc.

LE CHARLATANISME ET LES CHARLATANS EN MÉDECINE, étude psychologique, par le docteur VERDO. Paris, 1867, 1 vol. in-12 de 48 pages. 1 fr.

CODE MÉDICAL, ou Recueil des Lois, Décrets et Règlements sur l'étude, l'enseignement et l'exercice de la médecine civile et militaire en France, par AMÉDÉE AMETTE, secrétaire de la Faculté de médecine de Paris. *Troisième édition*, revue et augmentée. Paris, 1859, 1 vol. in-12 de 560 pages. 4 fr.

Ouvrage traitant des droits et des devoirs des médecins. Il s'adresse à tous ceux qui étudient, enseignent ou exercent la médecine, et renferme dans un ordre méthodique toutes les dispositions législatives et réglementaires qui les concernent.

DOCUMENTS INÉDITS SUR LA GRANDE PESTE DE 1348. (Consultation de la Faculté de Paris. Consultation d'un praticien de Montpellier. Description de G. de Machault), par le docteur Joseph MICHON. Paris, 1860, in-8. 2 fr. 50

ANGLADA (Ch.). **Études sur les maladies nouvelles et les maladies éteintes**, pour servir à l'histoire des évolutions séculaires de la pathologie. Paris, 1869, 1 vol. in-8. 8 fr.

ANGLADA (Ch.). **Traité de la contagion**, pour servir à l'histoire des maladies contagieuses et des épidémies. Paris, 1853, 2 vol. in-8. 12 fr.

AVENEL (A.). **Le collège des médecins de Rouen**, ou documents pour servir à l'histoire des institutions médicales en Normandie. Paris, 1847, 1 vol. in-8 de 359 pages. 3 fr. 50

BÉCLARD (Jules). **Éloge de M. Trousseau.** Paris, 1870, in-4 de 20 p. 1 fr.

BÉGIN (L. J.). **Études sur le service de santé militaire en France**, son passé, son présent et son avenir. Paris, 1849, 1 vol. in-8. 4 fr. 50

BERNARD (Claude). **Fr. Magendie.** Paris, 1856, in-8, 36 pages. 1 fr.

BOUILLAUD. **De l'influence des doctrines** ou des systèmes pathologiques sur la thérapeutique. Paris, 1859, in-8. 1 fr.

BROUSSAIS (F. J. V.). **Compte rendu** de l'inauguration de la statue de F. J. V. Broussais, au Val-de-Grâce, à Paris. Paris, 1841, in-8, 74 p. avec 1 pl. 1 fr.

BOUILLAUD. **Discours sur le vitalisme et l'organicisme.** Paris, 1860, in-8. 1 fr. 50

CABANIS. **Rapport du physique et du moral de l'homme, et Lettre sur les causes premières.** *Huitième édition.* Paris, 1844, in-8. 6 fr.

CHAUFFARD (Paul-Émile). **Essai sur les doctrines médicales.** Paris, 1846, 1 vol. in-8. 1 fr.

CUVIER (G.), **Recueil des éloges historiques.** Paris, 1819-1827, 3 vol. in-8 (18 fr.). 10 fr.

DEZEIMERIS. **Dictionnaire historique de la médecine.** Paris, 1828-1836, 4 vol. in-8, en 7 parties. 10 fr.

DUBOIS (Fréd.), d'Amiens. **Éloge de M. Orfila.** Paris, 1854, in-4 de 34 p. 1 fr.

HIPPOCRATE. **Aphorismes**, traduction nouvelle par E. LITTRÉ. Paris, 1844, 1 vol. grand in-18. 3 fr.

HUTTEN (Ulric de). **Livre sur la maladie française** et sur les propriétés du bois de gaïac, trad. par F. F. A. POTTON. Lyon, 1865, in-8 avec portrait. 24 fr.

LEFÈVRE (A.). **Histoire du service de santé de la marine militaire** et des écoles de médecine navale en France. Paris, 1867, 1 vol. in-8, avec 13 plans, cartes et fac-simile. 8 fr.

LÉLUT (L. F.). **L'Amulette de Pascal**, par L. F. LÉLUT, membre de l'Institut. Paris, 1846, in-8. 6 fr.

LÉLUT (L. F.). **Du démon de Socrate.** *Nouvelle édition.* Paris, 1856, in-18 de 348 pages. 3 fr. 50

MALGAIGNE (J. F.). **Essai sur l'Histoire et la philosophie de la chirurgie.** Paris, 1847, in-4. 1 fr. 50

MALGAIGNE (J. F.). **Éloge de M. Roux.** Paris, 1855, in-4 de 59 pages. 1 fr. 50

OUSTALET (Fr.). **Résumé de l'Histoire de la médecine.** Paris, 1835, 1 vol. in-18. 50 c.

PAULET (J. J.). **Flore et Faune de Virgile,** ou Histoire naturelle des plantes et des animaux dont ce poëte a fait mention. Paris, 1834, in-8 avec 4 pl. 6 fr.

PÉTREQUIN (J. L.). **Nouvelles recherches historiques et critiques sur Pétrone.** Paris, 1869, grand in-8 de 192 pages. 4 fr. 50

RACIBORSKI (A.). **Histoire des découvertes relatives au système veineux** depuis Morgagni jusqu'à nos jours. Paris, 1841, in-4 (4 fr.). 3 fr.

RISUENO D'AMADOR. **Influence de l'anatomie pathologique sur la médecine** depuis Morgagni jusqu'à nos jours. Paris, 1837, 1 vol. in-4. 3 fr.

SAINTE-MARIE. **Dissertation sur les médecins poëtes.** Paris, 1835, 1 vol. in-8. 2 fr.

SALVERTE (Eus.). **Des sciences occultes**, ou Essai sur la magie, les prodiges et les miracles. *Troisième édition*, par E. LITTRÉ. Paris, 1856, 1 vol. gr. in-8. 7 fr. 50

SEGOND (L. A.). **Histoire et systématisation générale de la biologie.** Paris, 1851, in-12. 2 fr. 50

SPRENGEL (C.). **Histoire de la médecine, depuis son origine jusqu'au XIXe siècle,** trad. de l'allemand par A. J. L. JOURDAN. Paris, 1815-1820, 9 vol. in-8. 45 fr.

— *Séparément* les tomes VIII et IX, 2 vol. in-8. 12 fr.

TRÉLAT (U.). **Recherches historiques sur la folie.** Paris, 1839, in-8. 3 fr.

Paris. — Imp. E. MARTINET, rue Mignon, 2.

Envoi FRANCO, par la poste, contre un Mandat.

TRAITÉ DES FIÈVRES INTERMITTENTES

Par Léon COLIN

Médecin principal de l'armée, professeur à l'École impériale du Val-de-Grâce.

1 vol. in-8 de XVI-544 pages, avec 1 plan médical de Rome. — 8 fr.

Le premier chapitre de ce livre, celui de l'Étiologie, est plus particulièrement que les autres basé sur l'expérience personnelle qu'ont pu donner à l'auteur six années de séjour en Algérie et en Italie :

Les chapitres consacrés à la symptomatologie, au diagnostic, au pronostic et à la mortalité, à l'anatomie pathologique, ont reçu des développements proportionnés à leur importance.

Enfin, dans les chapitres *Traitement et Prophylaxie*, qui occupent environ 200 pages, l'auteur, s'appuyant sur sa propre pratique et sur l'autorité des médecins de l'armée et de la marine, sur celle des médecins anglais aux Indes, des médecins italiens et allemands, a présenté un tableau complet des ressources que nous avons entre les mains pour combattre ou prévenir les fièvres intermittentes.

TRAITÉ CLINIQUE ET EXPÉRIMENTAL DES EMBOLIES CAPILLAIRES

Par V. FELTZ,

Professeur agrégé à la Faculté de médecine de Strasbourg, directeur des autopsies, Adjoint de l'hôpital civil.

Ouvrage couronné par l'Institut. — Deuxième édition, revue et augmentée.

1 vol. in-8, XXIV-374 pages et 11 pl. chromolithographiées comprenant 90 dessins. — 12 francs.

Ce travail se divise en six parties :

Dans la *première partie*, M. Feltz esquisse rapidement l'historique de la question en tenant compte des travaux publiés jusqu'à ce jour.

Dans la *seconde* se trouvent réunies des observations et des expériences tendant à démontrer que des embolies capillaires du système pulmonaire peuvent tantôt amener la mort dans un accès de dyspnée, tantôt provoquer des lésions caractéristiques, dont le premier terme est l'infarctus hémorrhagique et le dernier l'abcès, tantôt ne produire que des troubles fonctionnels passagers.

Dans la *troisième*, l'auteur essaye de montrer comment les embolies capillaires du système aortique peuvent déterminer des morts subites et rendre compte d'un grand nombre de lésions périphériques jusqu'ici inexpliquées dans leur mode de production.

La *quatrième* renferme des faits relatifs aux embolies capillaires du système de la veine porte, quelques considérations sur l'infection purulente et sur ce que l'auteur appelle *embolies secondaires*.

La *cinquième* se rapporte aux obstructions capillaires par amas de poussières susceptibles de traverser tout le cercle circulatoire.

Dans la *sixième* et dernière, l'auteur a réuni tout ce qui a rapport à la genèse des embolies.

Aux recherches déjà publiées dans la première édition, l'auteur a ajouté un certain nombre de faits cliniques et d'expériences confirmant des vues précédemment émises et alors purement hypothétiques.

Paris. — Imprimerie de E. MARTINET, rue Mignon, 2.

FORMULAIRE
OFFICINAL ET MAGISTRAL
INTERNATIONAL

comprenant environ

QUATRE MILLE FORMULES

TIRÉES DES PHARMACOPÉES LÉGALES DE LA FRANCE ET DE L'ÉTRANGER
OU EMPRUNTÉES A LA PRATIQUE
DES THÉRAPEUTISTES ET DES PHARMACOLOGISTES,

Avec les indications thérapeutiques, les doses des substances simples et composées, le mode d'administration, l'emploi des médicaments nouveaux, etc.;

SUIVI D'UN MÉMORIAL THÉRAPEUTIQUE

Par le docteur J. JEANNEL,

Pharmacien en chef de l'hôpital Saint-Martin,
Professeur honoraire de thérapeutique et de matière médicale à l'École de médecine de Bordeaux.

1870, 1 vol. in-18 de plus de 1000 pages. — Cartonné : 6 fr.

DU TRAITEMENT
DES COLIQUES HÉPATIQUES

PRÉCÉDÉ DE REMARQUES SUR LES CAUSES,
LES SYMPTÔMES ET LA NATURE DE CETTE AFFECTION

Par le docteur H. SÉNAC,

Médecin à Vichy, ancien interne des hôpitaux de Paris.

1870, 1 vol. in-8 de XXIII-264 pages. — 5 fr.

L'HERPÉTISME

PATHOGÉNIE, MANIFESTATIONS, TRAITEMENT, PATHOLOGIE EXPÉRIMENTALE ET COMPARÉE

Par le docteur L. GIGOT-SUARD,

Médecin consultant aux eaux de Cauterets, médecin de l'hôpital de Levroux.

1870, 1 vol. gr. in-8 de VIII-468 pages. — 8 fr.

De l'hémiplégie pneumonique, par le docteur R. LEFÈVRE, préparateur du cours de pathologie comparée et expérimentale à la Faculté de médecine de Paris. 1870, in-8 de 40 pages........ 1 fr. 25

Considérations nouvelles sur le bain turc, par J. SEELIGMANN, docteur en médecine. Paris, 1869, gr. in-8 de 40 pages........ 1 fr.

Épidémie et contagion. De la variole et de la vaccine, par le docteur E. CHAIROU, médecin en chef de l'Asile impérial du Vésinet. 1870, in-8 de 64 pages.... 1 fr. 50

Études cliniques sur l'hystérie. Nature, lésions anatomiques, traitement, par le docteur E. CHAIROU. 1870, in-8 de 144 pages........ 3 fr.

Recherches expérimentales sur la régénération anatomique et fonctionnelle de la moelle épinière, par MM. MASIUS et VANLAIR, professeurs à l'Université de Liége. 1870, gr. in-8 de 30 pages, avec 1 planche........ 2 fr.

ENVOI FRANCO CONTRE UN MANDAT SUR LA POSTE.

PHYSIOLOGIE
ET HYGIÈNE DES ÉCOLES
DES COLLÉGES ET DES FAMILLES

Par DALTON,
Professeur à l'Université de New-York.

TRADUIT PAR LE DOCTEUR E. ACOSTA.

1 vol. in-18 jésus de 500 pages, avec 66 figures. — 4 fr.

ÉDUCATION DE L'ENFANT
AU POINT DE VUE PHYSIQUE ET MORAL

DEPUIS LA NAISSANCE JUSQU'A L'ACHÈVEMENT DE LA PREMIÈRE DENTITION

Par Ph. GYOUX,
Médecin des hôpitaux de Bordeaux.

Ouvrage couronné par la Société protectrice de l'enfance de Paris (prix de 1869).

1870, 1 vol. in-18 jésus de 350 pages. — 3 fr.

EST-IL UN MOYEN
D'ARRÊTER LA
PROPAGATION DES MALADIES VÉNÉRIENNES
DU DÉLIT IMPUNI

Par Armand DESPRÉS,
Chirurgien des hôpitaux de Paris, professeur agrégé à la Faculté de médecine, etc.

1870, in-18 de 36 pages. — 1 fr.

Rapport général sur les épidémies qui ont régné en France pendant l'année 1868, par M. BRIQUET, membre de l'Académie de médecine. 1870, in-4 de 110 p. 2 fr. 50

Études sur la genèse et la propagation du charbon, par M. C. DAVAINE, membre de l'Académie de médecine. 1870, in-8 de 28 pages.................. 1 fr.

Note historique et physiologique sur le supplice de la guillotine, par MM. DUJARDIN-BEAUMETZ, médecin-major de 2e classe, et EVRARD, médecin des prisons de Beauvais. 1870, in-8 de 26 pages.................................. 1 fr.

Rapport sur le vinage, par le docteur BERGERON, médecin de l'hôpital Sainte-Eugénie. 1870, in-8 de 92 pages.................................. 2 fr. 50

Du fonctionnement des ambulances civiles et internationales sur le champ de bataille, par J. P. BONNAFONT, médecin principal des armées. 1870, in-8 de 14 p. 50 c.

La transfusion du sang appliquée au traitement des blessés, par le docteur DE BELINA, professeur agrégé à la Faculté de médecine de Heidelberg. 1870, in-8 de 16 p. 50 c.

La petite vérole, description, traitement, préservatifs, par Jules MACÉ. 1870, in-18 jésus de 48 pages.................................. 50 c.

Étude médicale sur l'équitation, par le docteur C. RIDER. Paris, 1870, in-8 de 36 pages.................................. 1 fr. 25

De l'équitation considérée au point de vue physiologique, hygiénique et thérapeutique, par le docteur R. CHASSAIGNE, 1870, gr. in-8 de 116 pages........... 2 fr. 50

ENVOI FRANCO CONTRE UN MANDAT SUR LA POSTE.

BERGERET. **De l'abus des boissons alcooliques.** 1 vol. in-18 jésus... 3 fr.

BERNARD (Claude). **Introduction à l'étude de la médecine expérimentale.** 1 vol. in-8........ 7 fr.

BLANCHARD (E.). **Les poissons des eaux douces de la France.** 1 vol. gr. in-8, avec figures........ 20 fr.

BOUCHUT (E.). **Hygiène de la première enfance.** 1 vol. in-18 jésus.... 4 fr.

BRUCKE (E.). **Des Couleurs.** 1 vol. in-18 jésus, avec fig........ 4 fr.

CARRIÈRE (Ed.). **Le climat de l'Italie.** 1 vol. in-8........ 7 fr. 50

CHEVREUL. **Des couleurs** et de leurs applications aux arts industriels, in-folio, avec 27 planches, cartonné en toile........ 30 fr.

COMTE (Auguste). **Cours de philosophie positive.** 6 vol. in-8........ 45 fr.

DALTON. **Physiologie et hygiène des écoles.** 1 vol. in-18 j., avec fig... 4 fr.

DEGLAND et GERBE (Z.). **Ornithologie européenne.** 2 vol. in-8..... 24 fr.

DONNÉ (Al.). **Conseils aux mères** sur la manière d'élever les enfants nouveau-nés. 1 vol. in-18 jésus........ 3 fr.

DONNÉ (Al.). **Hygiène des gens du monde.** 1 vol. in-18 jésus........ 4 fr.

DUCHARTRE (P.). **Éléments de Botanique.** 1 vol. in-8, avec figures. Cartonné........ 18 fr.

École de Salerne. Traduction en vers. — **De la Sobriété**, conseils pour vivre longtemps, par Louis CORNARO. Traduction nouvelle. 1 vol. in-18 jésus. 3 fr. 50

FAU (J.). **Anatomie artistique du corps humain.** 1 vol. in-8, fig. noires. 4 fr.

— LE MÊME, figures coloriées........ 10 fr.

FEUCHSTERSLEBEN (E. de). **Hygiène de l'âme.** 1 vol. in-18 jésus... 2 fr. 50

GODRON (D.-A.). **De l'espèce et des races**, spécialement de l'unité de l'espèce humaine. 2 vol. in-8........ 12 fr.

GUARDIA (J.-M.). **La médecine à travers les siècles.** Histoire et philosophie. 1 vol. in-8........ 10 fr.

GYOUX (Ph.). **Éducation de l'enfant.** 1 vol. in-18 jésus........ 3 fr.

HERING. **Médecine homœopathique domestique.** 1 vol. in-18 jésus, cart. 7 fr.

HUFELAND. **L'art de prolonger la vie.** 1 vol. in-18 jésus.

HUXLEY (Th.). **La place de l'homme dans la nature.** 1 vol. in-8..... 7 fr.

LECANU (L.-R.). **Éléments de Géologie.** 1 vol. in-18 jésus........ 3 fr.

LEMOINE (A.). **Du sommeil.** 1 vol. in-18 jésus........ 3 fr. 50

LÉVY (Michel). **Traité d'hygiène publique et privée.** 2 vol. in-8..... 20 fr.

MAGNE (A.). **Hygiène de la vue.** 1 vol. in-18 jésus, avec fig........ 3 fr.

MARTINS (Ch.). **Du Spitzberg au Sahara.** Étapes d'un naturaliste au Spitzberg, en Laponie, en Écosse, en Suisse, en France, en Italie, en Orient, en Égypte et en Algérie. 1 vol. in-8........ 8 fr.

PEISSE (L.). **La médecine et les médecins.** 2 vol. in-18 jésus........ 7 fr.

PICTET. **Traité de Paléontologie.** 4 vol. in-8, avec atlas de 110 pl. in-4. 80 fr.

PIESSE (S.). **Des odeurs, des parfums et des cosmétiques.** 1 vol. in-18 jésus, avec fig........ 7 fr.

PRICHARD (J.-C.). **Histoire naturelle de l'homme.** 2 vol. in-8, avec 40 planches coloriées et figures........ 20 fr.

QUATREFAGES. **Physiologie comparée. Métamorphoses de l'Homme et des Animaux.** 1 vol. in-18 jésus........ 3 fr. 50

SAINT-VINCENT. **Nouvelle médecine des familles** à la ville et à la campagne. 1 vol. in-18 jésus, avec fig., cartonné........ 3 fr. 50

ZIMMERMANN (W.-F.-A.). **Anthropologie et ethnographie. L'homme**, merveilles de la nature humaine. 1 vol. in-8 avec figures et planches........ 10 fr.

Paris. — Imprimerie de E. MARTINET, rue Mignon, 2.

LEÇONS CLINIQUES
SUR LES MALADIES CHRONIQUES
DE L'APPAREIL LOCOMOTEUR
PROFESSÉES A L'HOPITAL DES ENFANTS MALADES

Par le docteur H. BOUVIER,

Médecin de l'hôpital des Enfants, membre de l'Académie impériale de médecine.

1 vol. in-8 de 530 pages. — Prix : 7 fr.

Cet ouvrage présente le résultat de trente années d'observations et de recherches spéciales. Les principaux sujets traités sont : Du mal vertébral de Pott. — Du mal vertébral supérieur ou occipital. — Pseudarthroses coxo-fémorales. — Du strabisme. — Du pied bot. — Du rachitisme. — Des courbures antéro-postérieures du rachis. — Courbures latérales du rachis, etc.

ATLAS DES LEÇONS CLINIQUES
SUR LES MALADIES DE L'APPAREIL LOCOMOTEUR
COMPRENANT LES DÉVIATIONS DE LA COLONNE VERTÉBRALE.

In-folio de XX planches, dessinées d'après nature, avec un texte descriptif. — Prix : 18 fr.

TRAITÉ DE THÉRAPEUTIQUE DES MALADIES ARTICULAIRES

Par le docteur A. BONNET.

Paris, 1853, in-8 de 700 pages, avec 97 figures. — 9 fr.

NOUVELLES MÉTHODES
DE
TRAITEMENT DES MALADIES ARTICULAIRES

Par le docteur A. BONNET.

Seconde édition, revue et augmentée d'une *Notice historique* par le docteur J. Garin, Médecin de l'Hôtel-Dieu de Lyon,

Et d'un Recueil d'observations sur la rupture de l'ankylose,

Par MM. Barrier, Berne, Philipeaux et Bonnes.

1 vol. in-8 de xliv-312 pages, avec 17 figures. — 4 fr. 50.

LA SYPHILIS
SES FORMES, SON UNITÉ

Par le Dr Jules DAVASSE

Ancien interne des hôpitaux et hospices civils de Paris.

In-8 de xii-568 pages. — 8 fr.

BOUVIER (H.). **Mémoire sur la section du tendon d'Achille** dans le traitement des pieds-bots. Paris, 1838, 1 vol. in-4 de 72 pages, avec 1 planche. 2 fr.

BRAINARD. **Mémoire sur le traitement des fractures non réunies** et des difformités des os, par D. Brainard, professeur de chirurgie au Collége médical de l'Illinois. Paris, 1854, gr. in-8 de 72 pages, avec 2 pl. comprenant 19 fig. 3 fr.

ENVOI FRANCO CONTRE UN MANDAT SUR LA POSTE.

TRAITÉ PRATIQUE SUR LES MALADIES

DES ORGANES GÉNITO-URINAIRES,

Par le Dr CIVIALE,

Membre de l'Institut et de l'Académie impériale de médecine.

TROISIÈME ÉDITION, CORRIGÉE ET AUGMENTÉE.

Paris, 1858-1860, 3 vol. in-8 avec figures. — 24 fr.

Cet ouvrage, le plus pratique et le plus complet sur la matière, est ainsi divisé : Tome I, *Maladies de l'urèthre*; tome II, *Maladies du col de la vessie et de la prostate*; tome III, *Maladies du corps de la vessie.*

TRAITÉ PRATIQUE ET HISTORIQUE

DE LA LITHOTRITIE,

PAR LE DR CIVIALE.

In-8 de 620 pages, avec 7 planches. — 8 francs.

DE L'URINE

DES DÉPOTS URINAIRES ET DES CALCULS

DE LEUR COMPOSITION CHIMIQUE, DE LEURS CARACTÈRES PHYSIOLOGIQUES ET PATHOLOGIQUES ET DES INDICATIONS THÉRAPEUTIQUES QU'ILS FOURNISSENT DANS LE TRAITEMENT DES MALADIES

Par Lionel S. BEALE

Médecin du King's College Hospital, à Londres; Professeur de Physiologie et d'Anatomie générale et pathologique au King's College, etc.

Traduit de l'anglais sur la seconde édition, et annoté par

Auguste OLLIVIER
Professeur agrégé à la Faculté de Paris, Médecin des Hôpitaux.

Georges BERGERON
Licencié ès sciences naturelles, Interne lauréat des Hôpitaux.

Un volume in-18 jésus avec 136 figures. — 7 fr.

DE L'OVARIOTOMIE

Par E. KŒBERLÉ

Professeur agrégé à la Faculté de médecine de Strasbourg.

Un volume in-8 avec six planches lithographiées. — 7 fr. 50

DE L'ENDOSCOPE

ET DE SES APPLICATIONS AU DIAGNOSTIC ET AU TRAITEMENT

DES AFFECTIONS DE L'URÈTHRE ET DE LA VESSIE

LEÇONS FAITES A L'HOPITAL NECKER

Par A. J. DESORMEAUX

Chirurgien de l'hôpital Necker.

Un vol. in-8 avec 3 planches chromolithographiées et 10 figures. — 4 fr. 50

ENVOI FRANCO CONTRE UN MANDAT SUR LA POSTE.

HOLMES. **Thérapeutique des maladies chirurgicales des enfants**, par T. HOLMES, chirurgien de l'hôpital des Enfants malades, chirurgien de Saint-George's Hospital, traduction française augmentée de notes par O. LARCHER. Paris, 1870. 1 vol. in-8 de 700 pages avec 350 figures.

HUNTER. **Traité de la maladie vénérienne**, par J. HUNTER, traduit de l'anglais par G. RICHELOT, avec des notes et des additions par le docteur Ph. RICORD, chirurgien de l'hospice des Vénériens. *Troisième édition*, corrigée et augmentée. Paris, 1859, in-8 de 800 pages, avec 9 planches. 9 fr.

Parmi les nombreuses additions de M. Ricord, nous citerons seulement les suivantes : L'inoculation de la syphilis. — Différence d'identité entre la blennorrhagie et le chancre. — Des affections des testicules à la suite de la blennorrhagie. — De la blennorrhagie chez la femme, — Du traitement de la gonorrhée et de l'épididymite. — Des écoulements à l'état chronique. — Des rétrécissements de l'urèthre comme effet de la gonorrhée. — De la cautérisation. — Des bougies. — Des fausses routes de l'urèthre. — Des fistules urinaires. — De l'ulcère syphilitique primitif et du chancre. — Traitement du chancre, de son mode de pansement. — Du phimosis. — Des ulcères phagédéniques. — Des végétations syphilitiques. — Du bubon et de son traitement. — Sur les affections vénériennes de la gorge. — De la syphilis constitutionnelle. — Sur les accidents tertiaires et secondaires de la syphilis. — Des éruptions syphilitiques, de leurs formes, de leurs variétés et de leur traitement. — De la prophylaxie de la syphilis.

MALLE. **Clinique chirurgicale de l'hôpital militaire de Strasbourg**, par le docteur P. MALLE, professeur de l'hôpital militaire de Strasbourg. 1 vol. in-8 de 756 pages. 6 fr.

Collection importante d'observations sur les plaies en général, l'érysipèle, les abcès, les brûlures, les maladies des appareils nerveux, de la circulation lymphatique, respiratoire, digestif, des organes génito-urinaires, des articulations, etc.

PERREVE. **Traité des rétrécissements organiques de l'urèthre.** Emploi méthodique des dilatateurs mécaniques dans le traitement de ces maladies, par le docteur V. PERRÈVE. Ouvrage placé au premier rang pour le prix d'Argenteuil, sur le rapport d'une commission de l'Académie impériale de médecine. In-8 de 340 pages, avec 3 planches et 32 figures dans le texte. 5 fr.

Résultat de nombreuses années de recherches et d'expériences, déjà jugée et appréciée par la commission de l'Académie impériale de médecine, cette méthode a été appliquée avec succès par plusieurs chirurgiens des hôpitaux de Paris: elle a donc reçu la sanction de l'expérience.

RICORD. **Lettres sur la syphilis** adressées à M. le rédacteur en chef de l'*Union médicale*, suivies des discours à l'Académie impériale de médecine sur la syphilisation et la transmission des accidents secondaires, par Ph. RICORD, chirurgien consultant du Dispensaire de salubrité publique, ex-chirurgien de l'hôpital du Midi, avec une Introduction par Amédée Latour. *Troisième édition, revue et corrigée*. Paris, 1863, 1 joli vol. in-18 jésus de VI-558 pages. 4 fr.

Ces *Lettres*, par le retentissement qu'elles ont obtenu, par les discussions qu'elles ont soulevées, marquent une époque dans l'histoire des doctrines syphilographiques.

ROUX. **De l'ostéomyélite et des amputations secondaires**, d'après des observations recueillies à l'hôpital de la marine de Saint-Mandrier (Toulon, 1859) sur les blessés de l'armée d'Italie, par M. le docteur Jules ROUX, premier chirurgien en chef de la marine à Toulon. Paris, 1860, 1 vol. in-4, avec 6 planches lithographiées. 5 fr.

SÉDILLOT (CH.). **De l'évidement sous-périosté des os.** *Deuxième édition*. Paris, 1867. 1 vol. in-8, 438 pages, avec 16 planches polychromiques. 14 fr.

SÉDILLOT (CH.). **Contributions à la chirurgie.** Paris, 1869. 2 vol. grand in-8 de 700 pages chacun, avec figures. 24 fr.

VIDAL. **Traité de pathologie externe et de médecine opératoire**, avec des résumés d'anatomie des tissus et des régions, par A. VIDAL (de Cassis), chirurgien de l'hôpital du Midi, professeur agrégé de la Faculté de médecine de Paris, etc. *Cinquième édition*, revue, corrigée, avec des additions et des notes, par le docteur FANO, professeur agrégé de la Faculté de médecine de Paris, ex-prosecteur de la même Faculté. Paris, 1861. 5 vol. in-8 de chacun 850 pages, avec 761 figures intercalées dans le texte. 40 fr.

Paris. — Imprimerie de E. MARTINET, rue Mignon, 2.

LEÇONS SUR LA PHYSIOLOGIE COMPARÉE
DE LA RESPIRATION
PROFESSÉES AU MUSÉUM D'HISTOIRE NATURELLE

Par Paul BERT,

Professeur de physiologie comparée à la Faculté des sciences.

1 vol. in-8 de 500 pages, avec 150 figures. — 10 fr.

COURS DE MICROSCOPIE
COMPLÉMENTAIRE DES ÉTUDES MÉDICALES

ANATOMIE MICROSCOPIQUE ET PHYSIOLOGIQUE
DES FLUIDES DE L'ÉCONOMIE

Par le docteur Al. DONNÉ

Recteur de l'Académie de Montpellier, ex-chef de clinique de la Faculté de médecine de Paris.

In-8 de 550 pages. — Prix : 7 fr. 50 c.

ATLAS DU COURS DE MICROSCOPIE,
EXÉCUTÉ D'APRÈS NATURE AU MICROSCOPE DAGUERRÉOTYPE

Par le docteur A. DONNÉ et L. FOUCAULT.

Un volume in-folio de 20 planches gravées, avec un texte descriptif. . . . . Prix : 30 fr.

DU MICROSCOPE
DE SES APPLICATIONS A L'ANATOMIE PATHOLOGIQUE, AU DIAGNOSTIC
ET AU TRAITEMENT DES MALADIES

Par M. MICHEL

Professeur à la Faculté de médecine de Strasbourg.

Paris, 1857, in-4 de 200 pages, avec 5 planches. — 3 fr. 50

ANATOMIE MICROSCOPIQUE
Par le docteur L. MANDL

Professeur d'anatomie microscopique.

OUVRAGE COMPLET, 2 volumes in-folio avec 92 planches. — Prix : 276 fr.

Le tome Ier, *Histologie*, est divisé en deux séries : *Tissus et organes* ; — *Liquides organiques*. Un volume in-folio, avec 52 planches, publié en 26 livraisons.

Le tome II, *Histogenèse ou Recherches sur le développement, l'accroissement et la reproduction des éléments microscopiques des tissus et des liquides organiques dans l'œuf, l'embryon, les animaux adultes à l'état normal et pathologique*. Un volume in-folio, avec 40 planches, publié en 20 livraisons. Prix : 120 fr.

Prix de chacune des dernières livraisons, séparément : 6 fr.

LA PHOTOGRAPHIE
APPLIQUÉE AUX RECHERCHES MICROGRAPHIQUES
Par A. MOITESSIER

Professeur agrégé à la Faculté de médecine de Montpellier.

Paris, 1867, 1 vol. in-18 jésus, 340 pages, avec 30 figures et 3 planches photographiées. — Prix : 7 fr.

Paris. — Imprimerie de E. MARTINET, rue Mignon, 2.

ENVOI FRANCO CONTRE UN MANDAT SUR LA POSTE.

www.ingramcontent.com/pod-product-compliance
Ingram Content Group UK Ltd.
Pitfield, Milton Keynes, MK11 3LW, UK
UKHW020123200726
13856UKWH00002B/710

9 782011 948458

…ICULE BILIAIRE E…

—

…d'un procédé opératoire

…dans la lithiase v…iculaire

PAR

le Dr Louis HAUT…

ANCIEN I…TERNE DES HÔPITAUX

PARIS

G. STEINHEIL, E…

2, RUE CASIMIR-DELAVIG…

1909